食べない人は病気にならない

山田豊文

GENTOSHA

はじめに

3・11――現代人が直面する新たな健康問題

２０１１年３月に起きてしまった東日本大震災。被災されたみなさまには、ここで改めてお見舞い申し上げたいと思います。

日本全体が未曽有の惨事に巻き込まれる中、特に原子力発電所の損壊事故に伴う放射線被曝の問題は、これから先、途方もない年月にわたって、私たちの生活を脅かしていくことになるだろうと推測されます。

生命活動とは、「遺伝情報の詰まった非常に複雑な構造のＤＮＡを正しく複製していくこと」と定義されます。そのＤＮＡの最も近くに居座って、生命活動に深刻なダメージをもたらしてしまう――。これが、放射性物質の真の恐ろしさなのです。

特に注意すべきは、やはりガンの問題です。たとえば、体内に入り込んできた放射性物質のうち、甲状腺に集積しやすいヨウ素131は甲状腺ガン、乳腺などの性腺に集まりやすいセシウム137は乳ガン、骨（白血球などをつくる骨髄）に蓄積しやすいストロンチウム90は白血病やリンパ腫、そして、呼吸を通じて肺に取り込まれたプルトニウムは肺ガンというように、それぞれの放射性物質がさまざまなガンの強力なリスク要因となります。

ある物質について、その基準に達しなければ私たちの体が反応を起こすことはないとされる最小限の量を意味する言葉に、「閾値（いきち／しきいち）」というものがあります。この言葉は、栄養素などに対するよい反応と、有害物質などに対する悪い反応のいずれのケースでも用いられますが、放射性物質に関して論じる際、閾値は絶対にゼロがベストなのです。「ここまでなら安全だ」という議論など、ナンセンス以外の何ものでもありません。特に、大人よりもダメージを受けやすい胎児や乳幼児に対して冒涜するつもりかといいたくなります。

基本的に、体内に取り込まれる放射性物質に閾値など存在しません。どんな種類の放射性物質であっても、私たち人間のみならず、すべての生物にとって相容れないものだと認識しなければいけないのです。

日本では現在、54基の原子力発電所が全国各地に存在しています。この数はアメリカ、フランスに次いで世界第3位です。広島や長崎で原爆が投下され、たくさんの人が放射線被曝の犠牲となった辛《つら》い過去を持つこの国で、どうしていつの間にかこんなに多くの原子力発電所がつくられてしまったのだろうかと思うと、まさに痛恨の極みです。

ますます重みの増した〝細胞から元気になる食事〟

原発事故の問題に関する各メディアの報道を見ていて真っ先に感じたのは、水俣病のときとまた同じことを繰り返しているのではないか、ということです。

というのも、現場の状況や放射能汚染の恐ろしさが矮小化されているようにしか思えない今回の事故と、水銀の危険性が世間に対して迅速に伝えられなかった1950年代の水俣病事件とが、妙にシンクロしているように思えて仕方がないからです。水俣病が、当時から半世紀以上が過ぎた現在でも多くの人を苦しめているのと同様に、今回の原発事故による放射能汚染の被害も、長い時間をかけて私たちの体をじわじわと蝕《むしば》んでいくはずです。

そして、深刻な病気を発症する人が日本で次々に現れ始めたとき、「もしかしたらあのときの放射線が……」と噂されるようになったとすれば――。

そんな最悪のシナリオを打ち消すためにも、私が著書や講演会などを通じてこれまでにもお伝えしてきた〝細胞から元気になる食事〟が、なおさら重要になってくるのです。

ただでさえ環境汚染の問題が深刻になっている現代社会に、放射性物質という非常にやっかいなものが、今、また新たに追加されました。汚染源は水や土壌、食べ物、空気と広範囲に及び、それらを通じてさまざまな種類の放射性物質が私たちの体内に侵入してきます。このことにより、これまでの有害物質にはない、「内部被曝」という新たな健康被害のリスクが生み出され、私たちはこのリスクにも対処しなければならなくなってしまいました。

このような状況の下で、これまでのように「それなりの食事」――過度に精製・加工されていて、添加物や有害物質だらけで、細胞が正しく機能するために必要な栄養素が極端に少ない――をとり続けていると、心身へのダメージはこれまで以上にひどくなると考えられます。

体内には「抗被曝」の三重バリアが備わっている！

一方で私たちは、放射線の害から体を守る術《すべ》を身につけているのも事実です。

原発の事故に関するテレビや新聞からの情報を通して、身の周りにも自然の放射性物質や放射線が存在することは、みなさんも見聞きしていらっしゃることでしょう。地球上に生命が誕生したときから、太陽から絶え間なく降り注ぐ紫外線などのさまざまな放射線は、生命にとってまさに脅威となっていました。しかし進化の過程で、放射線によるダメージを回避するためのメカニズムを獲得していったのです。

中でも私たち人類は、「抗被曝」の能力が特に高いことが知られています。そしてこの能力は、①放射性物質の蓄積を防ぐ②活性酸素を消去する③ＤＮＡの損傷を回復させる……という三重構造のバリアで成り立っています。それぞれのバリアを正しく機能させるためには、次のようなポイントを押さえておく必要があります。

①のポイント……放射性物質とよく似た必須ミネラルを十分に摂取しておく

今回の原発事故を機に、「ヨウ素１３１」「セシウム１３７」「ストロンチウム９０」などといった放射性物質の名前が飛び交うようになりました。たとえば、これらの物質はそれぞれ、私たちの体内で不可欠な栄養素（必須ミネラル）である「ヨウ素（放射性を持たない）」と「カリウム」と「カルシウム」に、構造や性質がよく似ているため、体内に蓄積しやすいことが知られています。そのため、普段からあらゆる必須ミネラルをしっかり摂取して「満席状態」を常にキープしておけば、こういった放射性物質が入り込んできても体内にとどまりにくくなるのです。

②のポイント……多種類の抗酸化物質をまんべんなくとっておく

①のバリアが働いていても、空気中に漂っていたり、一時的とはいえ体内に入り

込んできたりする放射性物質からは、放射線が絶え間なく放出されています。放射線は体内で活性酸素を発生させ、全身のいたるところで酸化ダメージをもたらすわけですが、体内には、そんな活性酸素を消し去ってくれる第2のバリアが備わっています。ここで登場するのは抗酸化酵素や抗酸化物質と呼ばれるもので、そこにはミネラルやビタミンをはじめ、数々の栄養素や成分が関与しています。本文でもふれますが、さまざまな抗酸化栄養素を摂取しておくことが、強固なバリアづくりに役立ちます。

③のポイント……ダメージを受けたDNAの修復を促す

それでも、第1と第2のバリアをかいくぐった放射線が、遺伝情報の詰まった細胞内のDNAにダメージを及ぼすケースも残念ながら出てきます。DNAがダメージを受けると、遺伝情報が誤って伝えられることで細胞が正しく働かなくなり、中には暴走し始めるものも現れます。いわゆる「ガン細胞」です。

しかしそのときでも、ガン細胞の出現を防ぐべく、傷ついたDNAを修復する酵素（DNAポリメラーゼ）が、第3のバリアとして立ちはだかっています。この酵素が適切に働くためには、マグネシウムや亜鉛といったミネラルが欠かせません。私たち大人はもちろんですが、特に、成長に伴って細胞分裂が盛んな胎児や乳幼児は、ＤＮＡのエラーが起こりやすいため、最後のバリアを絶対に破られないようにしておかなければなりません。

「ただちに害はない」と安心し続けますか？

さて、①〜③のこういったポイントは、環境汚染とはほぼ無縁であった昔の健康な人たちなら、特に意識しなくても自然にクリアできていたのかもしれませんが、これからも日本での生活を余儀なくされる現代の私たちは、状況がまったく異なります。それに、老若男女、個人差が大きいことについても考慮する必要があります。

だからこそ、放射線被曝について「ただちに健康を害するものではない」と異口同音にコメントする〝有識者〟らの態度は、無責任以外の何ものでもありません。「長期的にみれば健康を害するかもしれないが、自分たちにはよくわからないし、責任も取れない」とでもいわんばかりです。

このような傾向は、先ほどの水俣病だけでなく、後ほどご紹介するトランス型脂肪酸（トランス脂肪）の問題などにも共通しています。ミネラルやビタミンと同様、油（脂肪酸）も、60兆個の細胞が行う生命活動を正しく維持していく上で最も重要な働きを持つ成分のひとつです。しかしながら、そうかといってどんな油でもいいというわけではなく、その種類が私たちの健康状態を大きく左右します。

中でもトランス脂肪は、「脂肪」という名前がつきながら、体内に取り込まれると細胞の機能にことごとくダメージを与えていきます。放射性物質などの有害物質とまったく同じです。

トランス脂肪は、毎日の食事で多くの人が無意識に口にするものであり、その有害性は明確です。それにもかかわらず、やはり〝有識者〟の人たちは「日本人の摂取量は諸外国に比べて少ないから問題ない」という態度を貫いてきました。

確かにトランス脂肪は、摂取してすぐに命の危険をもたらすようなものではありません。しかし、何年、何十年と、日々の暮らしの中で摂取し続けていると、それが積もり積もって確実に心身のトラブルへとつながっていきます。このように、どの部分を切り取っても放射線被曝の問題とそっくりです。

今回の原発事故に関して、海外からの援助を拒んだり、自国で起こっていることにもかかわらず、海外から配信される情報のほうが信憑性が高かったりする今の日本について、「まるで鎖国時代のようだ」と皮肉っていた人がいましたが、まさに言いえて妙だと思います。放射性物質にしろ、トランス脂肪にしろ、世界各国では速やかに情報が開示され、国民の安全を最優先に着実な対策が講じられているのに、日本国内では「ただちに害はない」「微量だから安全」として、国民には必要な情報がまったくといっていいほど知らされていません。

もちろん、必要以上に不安を煽るような情報は考えものですが、日本の政・官・産・学、そしてマスコミは、揃いも揃っていったい何をやっているのだろうと、心底憤りを覚えます。

キーワードは「質実剛健への回帰」

とはいえ、社会批判ばかり続けていても何も解決しません。日本は、今回の大災害をドラスチックなターニングポイントにすべきです。原発事故の背景には、大量生産・大量消費が当たり前になった現代社会の汚点も、あちこちに見え隠れします。私は、今一度、日本全体が質実剛健な暮らしに立ち返ることを提案します。

質実剛健といえば、今回の大震災で甚大な被害に見舞われた東北地方の人々には、まさにこの言葉がぴったりあてはまるように思います。私自身、講演会の講師として招かれて、盛岡、仙台、福島の各地を何度も訪れていることもあり、東北には深い思い入れがあります。お会いする人はみなさん親切で、絵に描いたように質実剛健そのものでした。

また、看板やビルに遮られることのない、どこまでも田園が広がる豊かな眺めは、何ともいえない郷愁を誘います。日本の原風景を残す数少ない地域です。このような東北の人々の気質、そして素晴らしい風土が、宮沢賢治、石川啄木、高村光太郎をはじめ、東北にゆかりのある優れた日本文学者を輩出してきたのでしょう。

その地で、おそらく私の講演会に足を運んでくださったであろう多くの方々が不自由な暮らしを強いられ、あるいは命を落とされているかもしれないと思うと、本当に胸が締めつけられる気持ちになります。被災された方々には、「頑張りましょう」などと安易に口にするつもりはありませんが、それでも、東北の人々だからこそ、想像を絶するような苦境を我慢強く切り抜け、新たな基盤をたくましく築いていかれるだろうと私は信じています。

本書には、まさに質実剛健な暮らしを送っていくための重要なエッセンスが、食や栄養の面以外にもたくさんちりばめられています。今回直接的に被災した方々にも、そうでない方々にも、ぜひ読んでいただきたいと思います。みなさんの琴線にふれる何かが、この本のどこかにきっとあるはずです。日本の復興に必ず役立つはずです。

今後、日本という国で生活を続けていく以上は、質実剛健な暮らしの中で、今できることをしっかりやる。その上で困難に立ち向かっていくほかありません。

さまざまな有害物質のダメージを回避しながら、病気にならずに健康に生きていく上で、先ほど述べたＤＮＡ修復酵素や活性酸素消去酵素は、近年の分子生物学の研究によって示された大発見でした。ミネラルやビタミンは、これらの酵素をフル稼働させ、「スーパー遺伝子」が活性化するためにきわめて重要なものです。

そんな分子生物学を経て誕生した分子栄養学に関する私の研究は、これらの事実を知ったときの驚きと感動から始まりました。これからご紹介する、脳を拓《ひら》き、全身の細胞を活性化するための９つのプログラムは、分子栄養学の理論を体現すると同時に、これからの日本を守っていく中で絶対不可欠な、みなさん一人ひとりに知っていただきたい〝細胞から元気になる生活術〟です。

食べない人は病気にならない　目次

はじめに

序章

Maestro 1人目 自然の良質な食べ物

Maestro 2人目 きれいな水

Maestro 3人目 日光

Maestro 9人目 脳（マインド）

超人メスナーの意外な「トレーニング」

エベレストをはじめ、ヒマラヤ山脈には世界最高峰の８０００メートル級の山々が14も存在します。イタリアの登山家であるラインホルト・メスナーは、１９７０年から１９８６年にかけて、その14峰すべての完全登頂に成功するという偉業を成し遂げた、世界で最初の人物です。しかも、いずれも酸素ボンベなしでの登頂であり、その中には単独登頂、つまりたった一人で登りきった山もあるというのです。まさに驚異というほかありません。

地上８０００メートルの世界は、私たちの想像を絶します。酸素の濃度や気圧が平地の３分の１程度、気温は氷点下30～40℃にも達し、すさまじい強風が常に吹き荒れているといいます。平地に住む普通の人なら、なんと、そこにいるだけでその日のうちに命を落とすともいわれるほどの、極めて過酷な環境です。

そんな環境の下、酸素を補給することなく、場合によっては他の人の助けも借りずに、大量の荷物を背負いながら自分の足で頂上を目指し、見事に登頂を果たす。そして、登頂したらそれで終わりというわけではなく、その後はやはり自分の足で下山し、無事に生還する……。もはや、人間業とは到底信じられません。

メスナーは、そんな超人的な体力と精神力を培うため、いわば「脳を拓く」次のようなトレーニングを実践しています。

▽標高1000メートルの凍った斜面を制限時間内に裸足で駆け登る
▽肉類を食べない
▽血液をきれいにする
▽朝に冷水のシャワーを浴びる
▽腹式呼吸（瞑想《めいそう》）を毎日行う
▽週に1回は断食を行う

いかがですか？　もしかするとみなさんは、「最初のもの以外は、どれも登山とまったく関係ないんじゃないの？」と思うかもしれませんね。メスナーがなぜこれらの「トレーニング」を行うようになったのかについては定かではありませんが、何を隠そう、実はこれらは、脳を拓き続けるために私自身が日々実践していること――私が本書でお伝えしたいこと――と、非常に似通っているのです。

それを知った私は驚くと同時に、「メスナーはよくぞこれらの方法にたどり着いたものだ！」と感心しました。メスナーがそれぞれのことを行う意味やメリットが、私にはよく理解できます。

いかに自然と調和するか

メスナーのこのようなエピソードを知った後に出合うべくして出合ったのが、龍《たつ》村仁《むらじん》氏が監督したドキュメンタリー映画『地球交響曲』シリーズです。最近、セレンディピティ（serendipity＝偶然から思わぬ幸運を見いだす能力）という言葉を見聞きするようになりましたが、私がメスナーのエピソードを知り、この映画を鑑賞するにいたったた経緯だけでも1冊の本が書けてしまいそうなほど、セレンディピティが連続して働いているとしか思えませんでした。

ずばり、脳が拓くと運を味方につけることができるのです！　本書を読んでいただければ、みなさんにもイメージしていただけることと思います。

『地球交響曲 第一番』では、メスナーを筆頭に複数の出演者がオムニバス形式で登場し、地球、環境、人間などをテーマに自らの思いを語っています。驚くべきは、どの出演者も異口同音に「自然との調和」の重要性を主張していることです。

トマトといえば、1本の苗に数十個程度の実がなるのが一般的ですが、植物学者の野澤重雄氏は、たった1粒の種から、遺伝子操作も、農薬や化学肥料の散布も一切行わず、なんと1万3000個以上もの実をつけるトマトの「巨木」をつくりました。野澤氏は、この巨木が特別なのではなく、また人間の力を加えてそうさせたわけでもなく、もともと持っている生命力を最大限に発揮できるように環境を整えただけだと述べています。

また、動物保護活動家のダフニー・シェルドリック氏は、アフリカゾウの「超人的」な能力を紹介しています。アフリカゾウは寿命や知性、精神レベルが人間と同等であるほか、嗅覚や聴覚が非常に優れており、匂いを頼りに過去の出来事や遠く離れた場所の状況を把握したり、低周波を使って離れたところにいる仲間と交信(情報交換)する能力、いわゆるテレパシーを持っていたりするというのです。

ただし、そのためには「野生」が絶対条件であるとシェルドリック氏は強調します。ゾウ社会で年長者から多くのことを学びつつ、危険な目にも遭遇しながら生活していくことで、初めて身につけることのできる能力なのだといいます。

シェルドリック氏の下で育てられ、野生に返された元孤児のゾウは、象牙目的で人間に殺される悲劇について、テレパシーなどを通じて知っていました。ある日このゾウは、仲間のゾウの死体を目撃すると、自ら死体から象牙だけを抜き取り、森の中へ持って入ってバラバラに壊します。人間の手に渡らないようにするためです。

また、その後に死体のあった場所を何度も訪れる様子は、まさに亡くなった人を弔う人間の姿にそっくりであったといいます。

これほどの知性や能力、感情を持つ動物なら、仲間の命を奪った人間に対して強い怒りと憎しみを抱き、人間を見れば復讐とばかりに襲いかかってくるのではないか……。普通ならこんなイメージさえ頭に浮かびそうですが、実際にはこのゾウは人間を許容し、野生の地で何年かぶりに再会したシェルドリック氏と「熱い抱擁」を交わすのです。ある意味、人間よりも「人間ができている」と思わずにはいられないシーンでした。

冒頭のメスナーは映画の中で、非常に示唆に富む次のようなコメントを残しています。

「私は、人より超人的な体力や耐久力を持っているというわけではありません。ただ私は、生命力を発揮する方法を、人よりよく知っていたと思います。生命力は、自分が所有している、というようなものではなく、私たちの周囲に無限に存在し、渦巻いているものなんです。その生命力をスムーズに体の中に取り入れ、そしてまた、スムーズに外へ出していく。それが調和的にうまくいったとき、遠征が成功するのです。するとまた、大きな喜びと共に、エネルギーが体に戻ってくる。人間はいわば、生命力の通り道のようなものなのです」

そんなメスナーにも通じるような考え方を持っていて、私も直接お会いする機会のあった人物を、ここでもう一人紹介しておきましょう。

生命力のリミッターを外す

2010年に現役を引退した、スピードスケートの清水宏保《ひろやす》選手は、長野オリンピックで金メダルと銅メダル、ソルトレークシティーオリンピックで銀メダルを獲得したスーパーアスリートでした。

身長162センチの小柄な体で、190センチ台の海外の強豪選手たちを、次々に打ち負かした「小さな巨人」。ロケットスタートで他者を寄せ付けず、ぶっちぎりの大差で圧勝する「世界最速の男」。全盛期の彼のスケートは、こんな賞賛の言葉が決して大げさではなく、他の選手とはまったく次元の異なる強さがありました。

当時、私は彼の強さの源はどこにあるのか、考えてみたことがあります。

その中で、清水さんがマスコミのインタビューに答えていた内容で強く印象に残っていたのが、「肉体の限界よりも精神の限界のほうが先にくる。だから、そのリミッターを外してやることが重要だ」という言葉でした。

このリミッターというのは、生命を守るために存在する本能的な安全装置のことです。すなわち、人間の脳が感じる心理的限界が、肉体が限界になるはるか手前にやってくるから、それをトレーニングによって克服することが重要だという意味でしょう。

実際に、清水さんは、過酷な無酸素トレーニングによって、心拍数を死の一歩手前の220にまで上げ、脳や筋肉への酸素供給を断って、気絶するまで自分を追い込む猛練習を重ねていました。

そうして鍛え抜かれた筋肉は、他のアスリートと比べても圧倒的に違っていたと、当時のトレーナーの方が証言しています。ただ単に、力強くてマッチョな筋肉だというだけではなく、さわってみると「女性の乳房のように柔らか」だったそうです。筋肉の繊維を破壊するような厳しいトレーニングをして、新たな筋肉を再生し続けていたからこそ、このような、強靭でしなやかな極上の筋肉を持った体をつくることができたのでしょう。普通の人ならば、筋肉の再生には1カ月はかかります。スポーツ選手でも、20日間はかかるところを、清水さんの筋肉は13日間で生まれ変わったそうです。

私は前著『脳がよみがえる断食力』（青春出版社）の中で、極限状態になると出現する分子シャペロン（シャペロンタンパク質）について紹介しました。そして、このタンパク質の働きによって、奇跡的な脳の働きや、強靭な肉体と精神を獲得した例をいくつか紹介してきました。

後ほど詳しく説明しますが、このタンパク質が最もその力を発揮するのは、飢餓（低グルコース）、虚血（局所性貧血）、低酸素、高温、厳寒などの、生命にとって危機的な負荷（強いストレス）がかかったときです。

清水さんの場合も、脳死寸前にまで無酸素状態で追い込むことで、筋肉だけでなく、その動きを支配する脳までもが、分子シャペロンの力によって拓かれ、限界を超えるパワーを発揮するようになったと考えられます。

清水さんの筋肉が普通の選手よりもはるかに早く回復できたのも、決して遺伝的なものだけではなく、このタンパク質の働きによる部分も非常に大きかったことでしょう。清水さんの過酷な練習は、まさにこのメカニズムを最大限に活用したトレーニング方法だったのです。

清水さんとは2010年の末に、偶然にも東京で私の講演会を聴きに来られ、終了後お話をする機会がありました。ちょうど、私がこの原稿を書いているときだったので、本当に不思議なご縁を感じました。

脳を拓く9人のマエストロ

一般人では、とても清水さんのような訓練をすることは不可能だと、みなさんは思われるでしょう。しかし、過酷なトレーニングをしなくても、同じような効果を得ることができる秘訣《ひけつ》があるのです！　そのヒントは、冒頭で紹介したメスナーのトレーニングや、トマトの巨木、野生のゾウの知性や能力が、それぞれ示してくれています。

実は私たちすべての人間は、生まれながらにして特別な才能を開花させる遺伝子を持っています。しかし、多くの現代人は、便利な生活と引き替えに、それらの遺伝子を活性化させる方法を見失い、その重要性に気づいていません。

私が「9人のマエストロ（先生）」と呼ぶそれらの方法とは、「自然の良質な食べ物・きれいな水・日光・休息・新鮮な空気・運動・よい姿勢・断食・脳（マインド）」です。

彼らは、脳に情報を送る五感に「感動」という素晴らしい刺激を与え、脳が喜んで活動できるように促します。

そして、最高の健康、若さ、長寿、幸福、幸運を手に入れる手助けをしてくれます。しかも、その対価として、莫大《ばくだい》な指導料を要求されることもありません。

私自身、10代の頃に健康を損ねた経験があり、「健康とは何か」「幸せとは何か」について探求し続けてきました。

そしてようやく、その答えがとてつもなくシンプルであることを悟ったのです。

「自然の良質な食べ物・きれいな水・日光・休息・新鮮な空気・運動・よい姿勢・断食・脳（マインド）」。これら9人のマエストロは、すべて大いなる自然の中にあります。

つまり、大いなる自然の仕組みに沿った生活を行うことこそ、究極の健康法であり究極の脳トレーニングです。そして、最高に幸せに生きる方法なのです。

人が病気になるのは、自然に背き、自然から離れた生活をするからです。

健康で豊かな暮らしを手に入れる方法は、私たち一人ひとりの足元にあります。

足元が見えていない人は、自分が見えていない人です。

そんな人は、仕事や人生の行く末も、見えてこないでしょう。


では、どうすればいいでしょう？

まず自然に適応した「本来の生活」を取り戻すことです。

そのための最善の方法が、これからご紹介する、９人の偉大なるマエストロの恩恵を受けたライフスタイルの実践です。

すべてのマエストロを活用できたとき、脳が拓かれ、あなたの人生のステージもワンステップ上がったことが実感できるはずです。

そして、昨日までとは違った、生まれ変わった自分の姿を、きっと発見することでしょう。


戦後の日本人は、自然と共に暮らすことの素晴らしさを、ずいぶんと長い間、忘れてしまっていました。

自らつくりあげたお金や利便さという亡霊を夢中になって追いかけ、物欲を満たすためだけにあくせくしてきました。自然と共生するどころか、自然を支配したような気になって、自然を見下してしまっていたのです。

そのゆがみが、病気や精神的、肉体的なストレスやトラブルとして、自ら苦しみを招くことになってしまいました。

今こそ、これまで刷り込まれてきた間違った観念を脱ぎ捨てて、積み重ねてきた生活習慣を正し、「人間をもう一度やりなおす」くらいの気持ちで、偉大なる９人のマエストロの力を借りるときです。


それでは、それぞれのマエストロが、どんなに素晴らしい恵みを私たちにもたらしてくれているのか、内容と共に順に説明していきましょう。

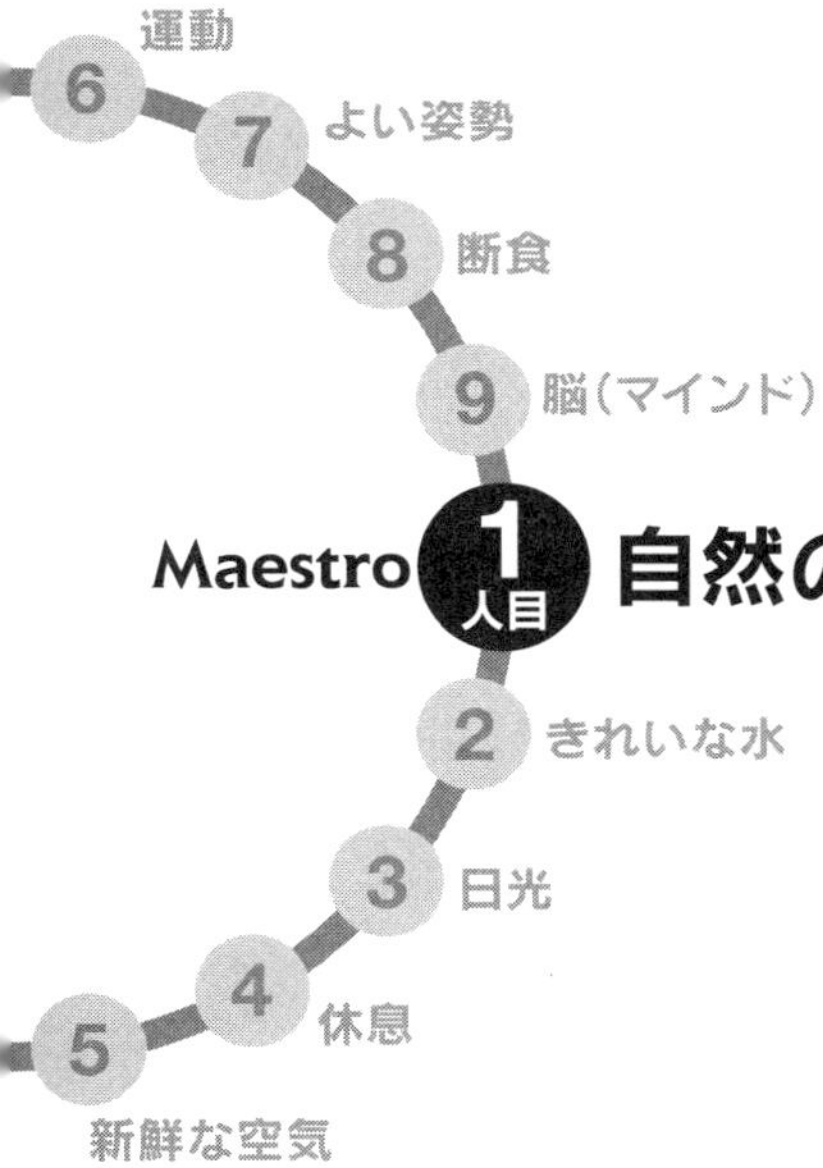

Maestro 1人目 自然の良質な食べ物

■自然の良質な食べ物は絶対的存在

私たちの精神と肉体は食べたものからできています。そして、よい食べ物によって健全な、悪い食べ物によって不健全な心と体がつくられます。

それなら、心身に何らかのトラブルを抱えている人は、悪い食べ物からよい食べ物に変えることで問題が解決したり、症状が治まったりするはずです。さして自覚症状のない人でも、よい食べ物を選択しているうちに、さらにワンランク上の自分がいることに気づくでしょう。いたって単純明快な話です。

9人のマエストロの中でも、1人目の「自然の良質な食べ物」はいわばマエストロの中のマエストロ、その存在感は別格です。他の8人とどれだけ親交を深めていても、このマエストロとは疎遠ということでは、まったく意味がないといっても過言ではありません。逆にいえば、このマエストロがいるからこそ、他の8人も親身になって協力してくれるのです。

臨床栄養学に関するアメリカの学術誌『The American Journal of CLINICAL NUTRITION』にも、次のような内容がはっきりと記述されています。

「健康に影響を及ぼすもののうち、最も重要な唯一の要因が栄養である。このことは、1歳の子供にも、101歳の老人にも同じことがいえる。栄養は、多くの慢性疾患の予防や管理における固有の要因なのだ」

大げさでもなんでもなく、これは事実です。なぜなら、私たちは誰しもが、食べたものでできているからです。何を食べるか、何を食べないかによって、心と体の善し悪しが決定付けられるからです。

■マエストロを味方にするための5つのポイント

栄養というと、「好き嫌いなく何でも食べる」「バランスのよい食事が大切」というのが世間の決まり文句になっています。予定調和の安心感とでもいうべきか、世の論調は常々このような雰囲気です。ではおたずねしますが、大半の人が好き嫌いなく、バランスよく食べているはずなのに、なぜ現代人はこんなにも病んでしまっているのでしょう?

答えは明確です。このような食事や栄養が「間違っている」からです。

私はこれまでにも繰り返しお伝えしてきましたが、日本の医学と栄養学は、この事実を未だに認識していませんし、同時に、「正しい栄養」「正しい食事」の重要性についても未だに理解していません。人々の健康を支える側であるはずの医師や栄養士がこの体たらくでは、現代病に蝕まれた日本の現状はいつまでたっても改善しないことでしょう。

学校給食や病院給食の問題もしかりです。未来ある子供たちが、病気を早く治すべき患者たちが、なぜ、牛乳やマーガリン、加工食品にまみれた「細胞に負担をかける食事」を、強制的に食べさせられなければいけないのでしょうか? 私には拷問のようにさえ感じられます。しかも、そんな惨状が改善される気配すらありません。

私たちはもはや、自分の健康を人任せにはできません。自分の体は自分自身で守らなければならないのです。

でも、安心してください。みなさんには、9人のマエストロというこれ以上ない味方がついています。

もう一度言います。「自然の良質な食べ物」という、絶対的なマエストロの存在を大前提とすることで、私たちは残り8人のマエストロからも全面的な協力を得ることができます。

マエストロの名前にもあるように、キーワードは「自然であること」と「質がよいこと」です。この原点に立ち返ることを常に意識しながら毎日の食生活を送っていれば、もはや、このマエストロを味方につけたも同然です。

ただしそのためには、絶対に知っておかなければならないポイントが大きく分けて5つあります。それは次のとおりです。

（1）カルシウムを正しく働かせる
（2）油を正しくとる
（3）さまざまな抗酸化物質をとる
（4）食物酵素を極力取り入れる
（5）毒を極力取り入れない

後述するように、この5つのポイントはお互いに深く関連し合っています。各々のポイントについては、聞いたことがある、あるいはよく知っているという人もいるかもしれません。しかし、その真の意味や相互の関連性、そしてこれらの重要性にまで気づいている人は、おそらくほとんどいないのではないかと思います。

では、それぞれのポイントについて解説していきましょう。

■血管がはさみで切れなくなるわけ

名古屋の双子姉妹「きんさん・ぎんさん」が、100歳を超えていながら共に元気で仲のよい姿がお茶の間の人気を博したのは、みなさんも記憶されていることでしょう。

残念ながら、お二人ともすでに他界していますが、名古屋の病院に勤める医師が長寿の秘訣を探るべく、家族の方の了承を得て、ぎんさんが亡くなった際に遺体の解剖を行いました。

解剖後、その医師は、ぎんさんの血管があまりにやわらかいことに驚いたそうです。というのも、通常であれば高齢になるほど動脈硬化が進行し、相当に力を入れないとはさみで切れないくらいで、しかも切る際にはバリバリと音がするほどなのです。

ところが、ぎんさんの血管ははさみでスムーズに切れた上に、動脈硬化に特徴的な脂肪の塊も血管内になかったといいます。

ところでみなさんは、動脈というと体のどの部分の血管をイメージするでしょうか？　もしかすると、心臓周辺など、何となく体の奥のほうにある太い血管＝動脈だと思っている人が意外に多いかもしれません。

答えは「全身」です。確かに、大動脈など太い血管も含まれますが、体中に網の目のように張り巡らされている毛細血管も立派な動脈なのです。簡単にいうと、動脈は「行き」の血管で、静脈は「帰り」の血管です。「行き」のほうが心臓のポンプによる圧力に絶えずさらされているから、静脈よりも動脈にトラブルが生じやすいというわけです。これに対し、静脈の圧力はほとんど変化しないため、たとえ「静脈硬化」が生じていたとしても健康上のリスクはあまりないとさえいわれています。

それでは、動脈硬化ではなぜ血管が硬くなるのでしょう？　血液中のコレステロールなどが血管にへばりついただけなら、はさみでも力を入れずに簡単に切れるはずです。ましてや、切るときにバリバリと音がするなんて、にわかには信じがたいことのようにも思えます。いったい、血管に何が起こっているのでしょうか？

実は、その真犯人こそが「カルシウム」です。身近なものでは、卵の殻を例にあげるとわかりやすいでしょう。カルシウムでできた卵の殻が血管の内側にびっしり張り付いた状態を想像してもらえれば、はさみで切りにくいことや、バリバリと音がすることも納得していただけるのではないかと思います。

しかもこのカルシウムは、食べ物から吸収されたものではなく、もともと体内にあったカルシウムが「居場所」を間違えたものです。つまり、骨のスクラップ＆ビルドのシステムが乱れてスクラップばかりが進んでしまい、血液中にあふれ出したカルシウムが行き場を失うなどした顛末《てんまつ》だということです。

■カルシウムはこうして「悪玉化」する

そのメカニズムについて、もう少し詳しく説明しておきましょう。

体液（血液）の酸／アルカリのバランスは、さまざまな要因によってわずかながら変化しますが、基本的には一定（弱アルカリ性）に保たれています。そのバランサーとして働いているのが骨のカルシウムで、血液が酸性に傾くと骨からアルカリ性のカルシウムが溶け出して（脱灰）、血液中に到達し、中和します。そして、役目を終えたカルシウムは、再び骨に戻されます（再石灰化）。これが骨のスクラップ＆ビルドの正常なシステムです。

しかし、動物性タンパク質や砂糖などの過剰な食事を続けていると、体内で余計な酸を生み出し、血液が大きく酸性に傾きます。全

動物性タンパク質（牛乳を含む）の摂取量が増えるに従って臀部骨折率が高くなる

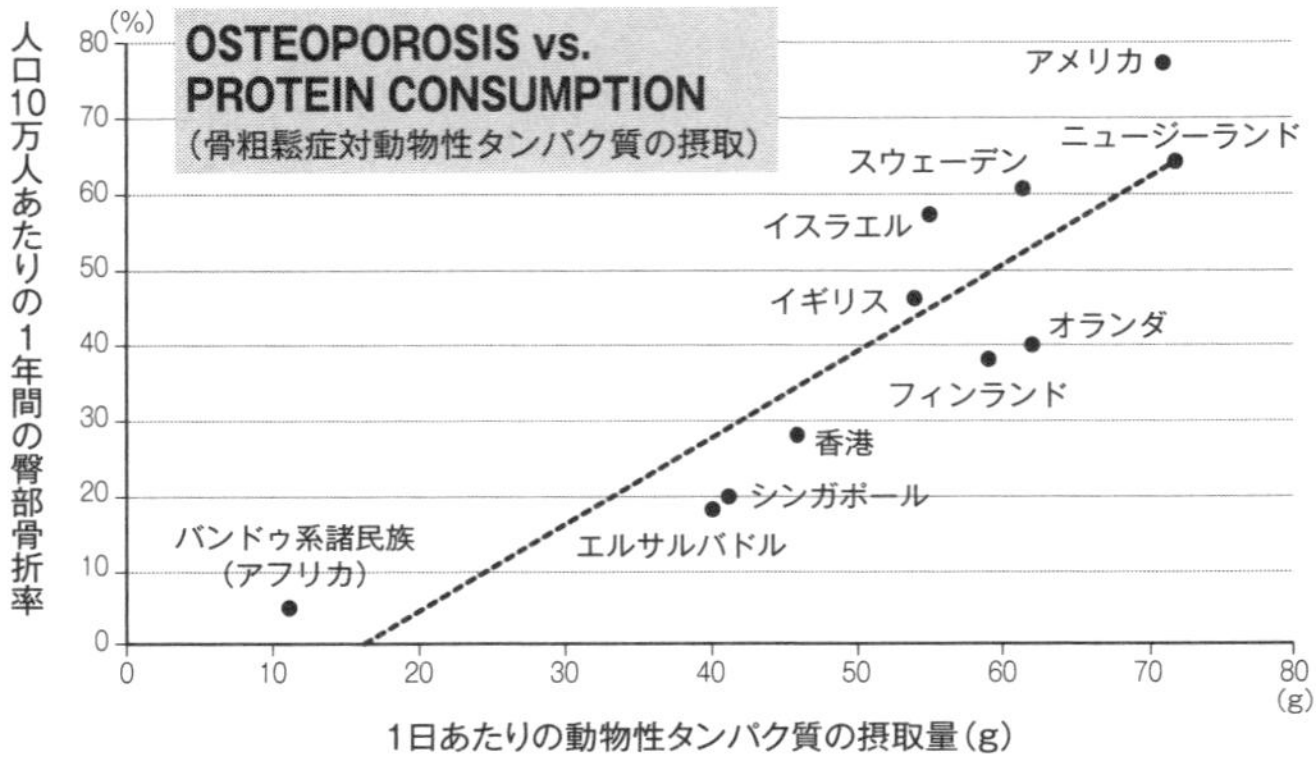

Cummings, Kelsey, Nevitt, O'Dowd. Epidemiologic Reviews(1985)7:178

身に60兆個ある細胞は酸を嫌うため、私たちの体は骨からカルシウムをどんどん溶かし出し、血液中に送り込みます。いわば、脱灰モードの暴走状態です。するとﾞ、再石灰化が追いつかなくなり、大量のカルシウムが血液中にとどまった状態が慢性化してしまいます。やがては血管壁に沈着し（異所性石灰化）、動脈硬化を招いてしまうわけです。

またカルシウムは、骨や歯を構成しているだけでなく、もともと血液中にも微量に存在していて、組織を形づくっている細胞の中に入り込むことをきっかけに、あらゆる生命活動が行われています。

生命活動のベースは、すべて酵素の働きにあります。骨をつくったり、体を動かしたり、ものを考えたり、有害なものから身を守ったり……といったことは、数千種類ともいわれる酵素が化学反応を起こすことで成り立っているのです。

これが「酵素なくして生命なし」ともいわれるゆえんですが、これらの酵素の活性や反応のさまざまな段階で、酵素がアクションを起こすためのスイッチとして不可欠なものがカルシウムであり、ありとあらゆる生命活動はカルシウムのスイッチによって調整されています。よって、このスイッチの調整が狂うと、酵素のアクションがことごとく秩序を乱し、生命活動は大混乱に陥るということです。

■カルシウムとマグネシウムの意外な関係

カルシウムがそれほどまでに重要だったとは……と、みなさんは驚かれたかもしれませんね。しかし、話はこれで終わりではありません。そのカルシウムのアクションをコントロールする、さらに重要なミネラルこそ、「司令塔」ことマグネシウムなのです。

マグネシウムは、骨ではカルシウムの定着をサポートし、骨以外の細胞では、生命活動のスイッチとして細胞内に入り込んだカルシウムを、再び細胞の外に戻す（スイッチをオフにする）役目を果たしています。

ところが、現代の食生活では、食の欧米化や食品の精製加工を通じてマグネシウムを十分に摂取できなくなっています。また、心身のストレスによってもマグネシウムが失われやすくなります。こうして多くの人は、いつの間にか慢性的なマグネシウム不足に陥り、細胞内に入り込んだカルシウムを外へくみ出せなくなっています。

ボートが浮かぶためには、池に水がたくさん存在する必要がありますが、ボートに水が大量に入ってきたら沈んでしまうため、バケツですばやく外にくみ出さなければなりません。

ここで、ボートを細胞に、水をカルシウムに、そしてバケツをマグネシウムに、それぞれ置き換えてみてください。細胞が正しく機能する上で、カルシウムは常に細胞の外に多く存在すべきであり、細胞内に多く入ったままだと細胞の機能が損なわれます。そこで、細胞内に入ってきたカルシウムをマグネシウムがくみ出す役目を担うことで、細胞の機能を維持しているというわけです。マグネシウムがいかに大きなカギを握っているか、おわかりいただけたことでしょう。

体内でマグネシウムが不足し、カルシウムがくみ出せなくなると、骨格系、筋肉系、神経系、免疫系、内分泌系などを構成する、全身の細胞が正しく働かなくなります。たとえば、不要なカルシウムが脳の細胞内にたまれば、うつや不眠のほか、認知症や学習障害、統合失調症なども発症しやすくなると考えられますし、内分泌（ホルモン）系の組織の細胞にたまれば、糖尿病や甲状腺の病気、あるいは前立腺や子宮など生殖器系のトラブルにもつながります。具体的には、カルシウムが血管にたまれば動脈硬化、心臓にたまれば心筋梗塞、乳房にたまれば乳ガン、脳にたまれば認知症のリスクが高くなります。

マグネシウム不足の最も典型的な症状は、筋肉のけいれんです。筋肉は、細胞内にカルシウムが入ることで収縮し、そのカルシウムをマグネシウムが細胞外にくみ出すことで弛緩《しかん》しています。足がつったり、まぶたがピクピクしたりするのは、筋肉の細胞内にカルシウムが入り込んだままになり、マグネシウムによるくみ出し作業が適切に行われないためです。

また、健康面に特に問題のなさそうな人が急に倒れ、そのまま命を落としてしまう「突然死」にも、同様の理由で心臓の筋肉細胞にカルシウムがたまり、いわば心臓がつったような状態になっているケースが数多くみられるのです。

健康な細胞にはマグネシウムがあってカルシウムがない。不健康な細胞にはマグネシウムがなくてカルシウムがある……。これは、体のどの部分でも必ず共通する法則です。

■マグネシウムで治せない病気はない！

これからは、カルシウムではなくマグネシウムの摂取こそを、もっともっと意識すべきです。マグネシウムはカルシウムのコントロールのみならず、体内で働く3００種類以上の酵素が正しく働く上で、絶対に欠かすことのできないミネラルだからです。

以前、知人のアメリカ人医師が自信満々で「マグネシウムで治せない病気など存在しない」と私に断言したのを、今でも鮮明に覚えています。当時は、マグネシウムをはじめとするミネラルの知識がまだ十分にはなかったので、ずいぶん大げさな話だなあと思ったものですが、今の私には心の底から理解できます。

糖尿病や心臓病から、アレルギー、ガン、そしてうつなどの精神疾患にいたるまで、現代社会を蝕むさまざまな病気の背景には、必ずといっていいほどマグネシウム欠乏が関連しています。そして、マグネシウムの補給によって、これらの病気を防いだり、改善したりすることさえも可能だからです。

むしろ知人の言葉は、マグネシウム――カルシウムではなく――を用いた、これらの病気の予防や治療が、海外の医療現場では実際に行われていることを示すものです。


例えば、土壌中や飲料水中のマグネシウム濃度が低い地域では、ガンの発症率が高いことが知られています。エジプトにおけるガンの発症率は、欧米諸国のわずか10％程度にすぎません。ガンを発症していないエジプトの人では、マグネシウムの摂取量が1日2・5グラム（2500ミリグラム）から3グラム（3000ミリグラム）と非常に多く、欧米人の1日摂取量の実に10倍です。

全身の細胞が正しく働くためにはエネルギー（ATP）が必要ですが、このAT

Pはマグネシウムと結合した状態でないと、エネルギーとして利用されません。エネルギーというと、「体（筋肉）を動かすためのもの」というイメージが世間では一般的でしょう。しかし、体内で働くさまざまな物質を合成したり、細胞内外の物質の出し入れを行ったり、有害物質を解毒したりといった、ありとあらゆる生命活動を行うためには、エネルギーが絶対に欠かせないのです。

その中には、遺伝情報の詰まったDNAを正しくつくるという仕事も含まれます。つまり、マグネシウムが不足してATPとの結合が十分に行われないと、細胞レベルでの生命活動がきちんと行われず、DNAの合成にも支障をきたすことになります。その結果、遺伝情報が正しく伝わらず、細胞のガン化につながるというわけです。

世界全体で3～4億人にも達するといわれる糖尿病にも、マグネシウムが密接に関連しています。糖尿病は、血液中のブドウ糖の濃度（血糖値）がうまくコントロールできなくなり、血液中にあふれたブドウ糖が血管や神経にダメージを与えることで、全身にさまざまな合併症をもたらす病気です。

血糖値のコントロールができなくなる最大の原因は、インスリンの異常です。膵《すい》臓《ぞう》でつくられたホルモンのインスリンは、血液を介して全身の細胞に運ばれ、細胞内へのブドウ糖の取り込みをサポートします。

ところが、マグネシウムが不足すると、膵臓でのインスリンの合成や分泌、全身の細胞でのブドウ糖の取り込み、さらには、そのブドウ糖を利用した各細胞内でのＡＴＰの生産、そしてＡＴＰの有効活用にいたるまで、すべての機能が低下してしまいます。マグネシウムの数ある働きの中でも、こういった一連の糖代謝システムにおける役割は、最も中核をなすもののひとつです。

増加の一途をたどる現代病ということでは、うつをはじめとする「心の病」に対する効果も見逃せません。先ほど、マグネシウムと結合したＡＴＰは、物質の合成や物質の出し入れに欠かせないことをお伝えしましたが、これは脳内での神経伝達にもぴったりあてはまります。

脳を構成する無数の神経細胞によるネットワークは、細胞間を行き来するさまざまな種類の神経伝達物質を介して情報のやりとりが行われることで成り立っています。このやりとりが、私たちの思考や感情を生み出しているといっても過言ではありません。

そして、神経細胞内で神経伝達物質を合成する際にはマグネシウムが必要ですし、その神経伝達物質を細胞の外へ放出する際、さらにこの神経伝達物質を別の神経細胞が受け取る際にも、マグネシウムの「司令塔」としての役割が欠かせません。マグネシウム欠乏の状態では、このような神経伝達のメカニズムがうまく機能しないため、私たちの思考や感情に多大な悪影響を及ぼすのです。

こうしてみれば、ガンや糖尿病、うつといった心身のトラブルの予防や改善において、マグネシウムによる「治療」が有意義だということがよくわかるでしょう。これらはあくまでも、マグネシウムが持つ潜在能力のごく一例を紹介しているにすぎません。

マグネシウムで治せない病気はない――。知人の言葉は、決して大げさなものではなかったということです。

■今すぐ「マグネシウムモード」へシフトすべき

一方で、マグネシウムの欠乏要因が満ちあふれているのが、私たちの生活の現状です。化学肥料や農薬の影響で、野菜や果物に含まれるマグネシウムの量が減少していますし、白米や精白小麦粉、白砂糖のように、食品の精製によってマグネシウムは失われます。また、食品を煮たり茹《ゆ》でたりすると、せっかくのマグネシウムが流れ出してしまいます。

マグネシウムの吸収を阻害する要因も多々あります。清涼飲料水や加工食品に多く含まれるリンや、高脂肪の食事、カフェインやアルコールの過剰摂取、薬の服用などは、すべてマグネシウムの吸収を妨げたり、体外への排泄《はいせつ》を促したりします。そして、ストレスによってマグネシウムを失うことも忘れてはいけません。

マグネシウムを十分にとり、適切に吸収した上で、体内でフル活用するためには、これらのマイナス要因を徹底的に排除すべきです。要するに、

▽化学肥料や農薬を使っていない野菜や果物を食べる
▽玄米や全粒小麦粉、黒砂糖など、未精製あるいは精製度合いの低いものを選ぶ
▽煮すぎや茹ですぎは避け、調理はできるだけ簡潔に。煮汁ごと食べるようにする
▽清涼飲料水や加工食品をとらない
▽カフェインやアルコールの摂取を控える
▽薬を安易に服用しない
▽ストレスをため込まない（ストレス解消の手段を持つ）

というようなポイントを、常に意識しておく必要があります。その上で、マグネシウムのサプリメントを利用することも非常に有益です。

アミノ酸や脂肪酸、それに各種ミネラルやビタミン。ほかにも、健康の維持増進に欠かせない重要な成分は、山ほど存在します。

その中で、「どれかひとつだけ選ぶとしたら？」とたずねられたら、私は迷わず

「マグネシウムだ」と即答します。この分野で30年近く研究を続けてきた中で、マグネシウムがいかに偉大なミネラルであるかということを、誰よりも痛感しているという自負があるからです。

日本の社会が「カルシウム至上主義」から「マグネシウムモード」へとシフトチェンジした暁には、増加の一途をたどる医療費が激減し、日本全体の健康レベルが飛躍的に高まることでしょう。マグネシウム重視の生活こそ、脳を拓く上できわめて重要なキーワードなのです。

これが、（1）のポイントで私が伝えたかった「カルシウムを正しく働かせる」の意味であり、異所性石灰化の恐ろしさであり、マグネシウムの重要性なのです。異所性石灰化とは、いわば「骨以外の場所に骨ができてしまう現象」だと思ってください。しかも、それによってもともとの骨からカルシウムが失われ、もろくなってしまう……。つまり、現代社会で多くの人を苦しめている骨粗鬆症《こつそしょうしょう》は、単なる骨のトラブルではなく、カルシウムの働きが全身でおかしなことになっていることを意味するのです。

ぎんさんの体の中ではカルシウムが正しく働いていたからこそ、はさみで切れる血管を維持していたのです。そしておそらく、他の異所性石灰化もみられず、骨も健康そのものだったことでしょう。

一般には、骨を強くするのに絶対不可欠というイメージしかないカルシウムが、まさか体に悪さをするなんて、それに、カルシウムが足りていないのではなくて「正しい場所にないこと」が問題だなんて、なかなか理解しにくいことかもしれません。これぞ、カルシウムについて「足りないからどんどんとりなさい」としか指導してこなかった、日本の栄養学における汚点のひとつです。

居場所を間違えたカルシウムは、水銀やヒ素、あるいは後でお話しするトランス脂肪などと同様、体にとって「毒」＝有害です。私たちは、常にこのことを頭に入れておかなければなりません。

■「牛乳のある生活」を終わりにしよう

ところで、私の著書を読んだのは本書が初めてだという方は、「牛乳は体に悪いから飲むな」などと言うと、「そんな馬鹿な！」と驚かれるか、「聞いたことはあるけど、ちょっと大げさなんじゃないの？」という反応を示されるかもしれません。しかし、これまでの著書や講演会などでも繰り返しふれてきたように、牛乳は飲まないに越したことはありません。私たちの食生活にはまったく必要のないものです。誤解を恐れずにいえば、「得体の知れない白い液体」という認識でちょうどよいくらいです。「自然の良質な食べ物」には、およそ程遠い存在であるといえます。

せっかくですので、なぜ私が牛乳をここまで批判するのか、(1)のカルシウムに関することを筆頭に、主要な理由を大きく6つに分けてお伝えしておきたいと思います。ちなみにこれは、チーズやバター、ヨーグルトなど、牛乳以外の乳製品にもまったく同じことがいえる点についても、よく覚えておいてください。

◆理由①……カルシウムとマグネシウムのバランスが悪い

牛乳といえば、「カルシウムが豊富で骨を強くする飲み物」というのが、世間では常識のようになっています。確かに、牛乳100グラムには100ミリグラム以上のカルシウムが含まれているため、カルシウムが豊富であること自体は間違いありません。

しかし、それに対してマグネシウムの含有量は100グラムあたりわずか10ミリグラム程度にすぎません。つまり、牛乳を多飲していると体内のカルシウムとマグネシウムのバランスが大きく崩れることにより、前述のような、マグネシウムによるカルシウムのコントロール作用が正しく行われなくなってしまうのです。

◆理由②……脱灰を促進する

動物性タンパク質や砂糖のとりすぎなどにより、体内で余計な酸が生じ、結果として骨からカルシウムが溶け出してしまう「脱灰」の問題については、先ほどお伝えしたとおりです。

動物性タンパク質というと、肉の塊や卵など、固形の食品を想像しがちですが、牛乳も立派な動物性タンパク質の摂取源、つまり高タンパク食品です。牛乳を水代わりに飲んでいると、カルシウムとマグネシウムのアンバランスと脱灰の促進が重なり、悪玉化したカルシウムの弊害が全身の細胞に及ぶことになります。

◆理由③……ホルモンの働きを乱す

牛乳が私たちの健康を脅かす理由の中で、最も不気味なものともいえるのが、このホルモンに関する問題です。牛乳には、子牛の発育に必要な成長ホルモンや、子牛の成長促進に関わるホルモン様物質（ＩＧＦ-１）が高濃度で含まれています。また、搾乳量促進のために人工的な成長ホルモンが投与され、それが牛乳の中にも含まれているほか、通常であれば出産した牛から搾乳するのに、飼料や機械の力で妊娠中の牛からも無理やり搾乳するため、妊娠によって血液中の女性ホルモン濃度が高まった牛の乳も、やはり女性ホルモンが多くなっています。

牛乳を飲むと、これらはすべて、人間の体内でもそのまま同じ成長ホルモンや女性ホルモンとして作用してしまったり、ＩＧＦ-１の分泌を異常に促進してしまったりすることがわかっています。その結果として、前立腺ガンや乳ガン、卵巣ガンなど、性ホルモン系のガンの発症リスクが高まることは、海外の複数の研究や、厚生労働省による日本国内の調査でも明らかになっているのです。

◆理由④……農薬や抗生物質を取り込んでしまう

餌となる牧草や穀類の栽培時に農薬が散布されていれば、それを食べた牛の血液中に取り込まれます。人間でも牛でも、乳は血液からつくられていますから、牛乳の中にも農薬が混入する恐れがあります。

また、感染症の蔓延による牛舎の全滅を防ぐべく、牛には抗生物質が投与されるケースも少なくありません。やはりこれも牛乳中に溶け込み、それを飲んだ人間の腸内細菌のバランスを乱したり、耐性菌の出現につながったりしてしまいます。

◆理由⑤……食性に適していない

私たち人間、特に日本人は、乳に含まれる乳糖という物質の消化を苦手にしています。乳児の頃は、母乳から栄養を得るために、乳糖の分解酵素を合成する力を持っているのですが、成長と共にその能力を失います。乳から栄養を得る必要がなくなるからです。

一方で、古くから酪農を営んできたヨーロッパの人々は、家畜の乳が貴重な食料であったため、大人になってからも乳糖分解酵素を合成できるような体の仕組みを、長い時間かけてつくり上げてきたのです。

つまり、日本人が牛乳を飲むと、消化に大きな負担をかけるということになります。お腹がゴロゴロしたり、便がゆるくなったりする乳糖不耐症や、牛乳中の未消化のタンパク質がもたらす食物アレルギーなどは比較的よく知られていますが、最近では、未消化の牛乳成分がモルヒネのような物質に変化し、脳に重大な悪影響を及ぼすことも懸念されています。

◆理由⑥……貧血のリスクが高まる（特に乳幼児）

この理由は意外に見落とされがちかもしれません。牛乳自体に含まれる鉄が少ないことも関係していますが、ここではもっと大きな問題があります。それは、牛乳中のリンによる「悪事」です。

牛乳には、母乳の6倍ともいわれるほど大量のリン（リン酸）が含まれています。この過剰なリン酸が、他の食べ物から得た鉄と結びついてリン酸鉄となり、鉄の吸収を阻害してしまうのです。その結果、特に2歳くらいまでの子供では、鉄欠乏性貧血を起こしやすくなることが知られています。

もちろん、子供だけでなく、牛乳を多飲する大人においても注意が必要です。それに、鉄は赤血球の中で酸素の運搬役として働いているだけでなく、神経伝達やエネルギー生産、抗酸化、それに解毒といった、体内の多種多様なシステムに不可欠なミネラルでもあります。要するに、鉄が欠乏すると、こういった機能にも支障をきたす恐れがあるということです。

ちなみにリンも、体内でさまざまな働きを持つ非常に重要なミネラルのひとつです。しかしながら、牛乳のほか、肉類や清涼飲料水、加工食品（食品添加物）などを通じて、現代の食生活では過剰摂取の傾向にあります。リンは体内でカルシウムと拮抗すること、そして、動物性タンパク質や砂糖などと同様、リンの過剰摂取も血液を酸性に傾けることによって、理由②の脱灰促進にもつながってしまうのです。

このように、牛乳や乳製品を単なるカルシウム源として軽く考えていると、みなさん、そしてみなさんのご家族の心と体は、何重ものダメージを受けるはめになります。「牛乳が大好きだから、別にそれでもいい」という人は、どうぞこれからも好きなだけ飲んでください。

逆に、「そんなことはまっぴらごめんだ」と思われたなら、冷蔵庫にいつも牛乳パックが入っているのが当たり前になった生活を、今日で終わりにしてください。

■日本でもついにトランス脂肪対策始動！

ここでもう一度、はさみで切れなくなった動脈硬化の話を思い出してください。血管の内側に卵の殻が張り付いたような状態だとお伝えしましたが、要はその殻の内側に層をなしているのが、血液中で活性酸素の攻撃を受けてサビ付き、過酸化脂質と化したコレステロール（ＬＤＬ）です。そして、この〝悪玉コレステロール〟ＬＤＬを増やしてしまうことで知られるのが、百害あって一利なしの危険極まりない物質、トランス型脂肪酸（トランス脂肪）です。

２００９年11月、食品中におけるトランス脂肪の含有量の表示義務化を消費者庁で検討するというニュースが報じられました。そして２０１１年２月、消費者庁は表示義務化にむけて、食品１００グラム当たり０・３グラム以上のトランス脂肪を含む場合は、含有量を表示しなければならないという指針を公表しました。

同庁が２０１０年９月に発表したファクトシート（科学的知見に基づいた概要書）を見ると、トランス脂肪対策において、諸外国の積極的な取り組みに日本が大きく後れをとっていることがよくわかります。しかしそれでも、やっと、本当にやっと、日本でもトランス脂肪の規制が現実味を帯びてきたと思うと、実に感慨深いものがあります。日本にとって、価値ある前進です。

■局所ホルモンの驚くべき調節作用

もしかすると、なぜ私がこれほどまでにトランス脂肪の規制にこだわるのか、また、なぜ消費者庁がここにきて積極的なトランス脂肪対策に取り組んでいるのか、不思議に思われるかもしれません。みなさんにこの問題を正確に理解してもらうには、まず「局所ホルモン」という物質について説明しておく必要があります。

普通のホルモンは、特定の臓器でつくられたものが血液を循環し、全身で作用しますが、局所ホルモンはその名のとおり、限られた部位（局所）でつくられて局所で働き、ホルモンのような強力な作用を持つ物質の総称です。そのうち最もよく知られているものに、プロスタグランジンがあります。プロスタグランジンは、炎症の促進と抑制、血液の凝固と溶解、筋肉や血管の収縮と弛緩など、実にさまざまな役割を担いながら体内の環境を一定に保っています。

炎症は体内の異常事態を知らせるアラームのようなものですから、炎症反応が起こらないと体は異常に気づかず、致命的なダメージにつながります。そうかといって、アラームが鳴りっぱなしというのも問題です。体は常に臨戦態勢を強いられ、神経や免疫、ホルモンなどの働きに大きな負担がかかるからです。

また、血液が血管の中をスムーズに流れ、全身の細胞に酸素や栄養素がくまなく運ばれなければ生命活動は適切に行われません。その一方で、ケガをしたり外科手術を受けたりした際は、血液が速やかに固まってくれないといつまでも出血が続き、やはり命に関わってきます。

同様に、筋肉が収縮したままでは体が硬直しますし、弛緩したままでは体を動かすことさえできません。状況に応じて収縮と弛緩が正しく行われないと、私たちは生きていけません。

こういった微妙な調節のすべてに、プロスタグランジンが関わっています。

これらはあくまでも、プロスタグランジンの持つ働きの一部にすぎませんが、これだけでも、プロスタグランジンが生命活動においていかに重要かということが、十分に伝わったかと思います。

それにしても、たとえば炎症を「促す」のと「抑える」のとでは、まるで正反対の働きです。プロスタグランジンはいったい、どうやって一人で二役を演じているのでしょうか？

実は、一人二役ではなく「最初から二人いる」のです。もう少し正確にいえば、プロスタグランジンには大きく分けて2種類のタイプ——炎症促進型プロスタグランジンと炎症抑制型プロスタグランジン——が存在するということです。

プロスタグランジンは、全身60兆個の細胞の一つひとつを囲んでいる膜からつくり出されます。細胞膜は、単に細胞の仕切り役として存在するのではなく、プロスタグランジンなどの局所ホルモンの合成を通じて体内環境をコントロールするという、非常に大切な仕事も行っています。ちなみに、局所ホルモンの合成にも、先ほどお伝えしたカルシウムによるスイッチが欠かせません。カルシウムは生命活動のあちこちで顔を出します。

そして、局所ホルモンの材料にもなる細胞膜の主要な構成成分が、私たちが毎日の食生活で得ている「油」です。油は単なるエネルギー源ではなく、細胞の構築材料として絶対に欠かせない栄養素なのです。

では、2種類のプロスタグランジンの差はどこで生じるのか……。次に、材料となる「2種類の油」について説明しましょう。

私たちを生かしもし、殺しもする「油」

脳であれ筋肉であれ、骨であれ血液であれ、全身のいかなる部分の細胞であっても、細胞膜が正しく構築され機能するには、最適な比率の「オメガ3」及び「オメガ6」と呼ばれる油を食事から得ることが絶対に必要です。なぜなら、この両者の違いが2種類のプロスタグランジンを生み出しているからです。しかも、これらの油は体内で合成できません。必ず食べ物からとらないといけないのです。

オメガ3からつくられたプロスタグランジンは、炎症を抑え、血液を固まりにくくし、筋肉や血管を弛緩させます。一方、オメガ6からつくられたプロスタグランジンは、炎症を促進し、血液を固まりやすくし、筋肉や血管を収縮させる働きを持っています。つまり、この2種類のプロスタグランジンによる連携プレーが極めて重要であるわけです。

ところが、現代の食生活ではオメガ6をとりすぎる傾向があり、オメガ3との摂取比率が大きく偏ってしまっています。オメガ6は家庭や飲食店で用いられる大半の調理油（コーン油、サラダ油、ベニバナ油、ゴマ油などの植物油）に豊富に含まれているのに対し、オメガ3は、亜麻仁油やエゴマ油などごく一部の植物油、それに背の青い魚の油などからしか十分には得ることができないからです。炒め物や揚げ物に油を多用し、魚離れの進んだ私たちの食事は、オメガ6過多とオメガ3過少に拍車がかかっています。

このことで、2種類のプロスタグランジンには大きな偏りが生じます。つまり、オメガ6由来のプロスタグランジンはたくさんつくられるのに、オメガ3由来のプロスタグランジンはわずかしかつくられなくなるのです。

すると、両者でコントロールされるべき生命活動が不安定になります。体のあらゆるところで炎症性が高まり、血栓性も増大します。アラームが鳴りっぱなしになるわけですから、神経や免疫、ホルモンといった体内のコントロールシステムに負担がかかり続け、誤作動を起こしやすくなります。

そして、これらの要因が重なり合った結果こそ、アレルギー性疾患や心臓病、ガン、精神疾患など、多くの現代人を苦しませているさまざまな健康上のトラブルだということです。

■トランス脂肪は栄養素にあらず

このように、現代の食生活ではオメガ6過多が非常に深刻な問題となっています。オメガ3がどんどんとるべき「善玉」だとすれば、無意識でも入ってくるオメガ6は、とるのをやめたほうがいいくらいの「悪玉」のような存在です。

とはいいつつも、前述のようにオメガ6が体に不可欠な栄養素であることは間違いありません。仮に、完全に摂取をやめたとしたら、やはり生命活動に支障が出てきます。

ところが、トランス脂肪は違います。植物油の加工などを通じて人工的に生じた、不自然な構造を持つトランス脂肪が体内に取り込まれると、オメガ3やオメガ6の働きを徹底的に邪魔して回るからです。

トランス脂肪はさしずめ、オメガ3やオメガ6の「出来損ない」のようなものだと考えてください。プロスタグランジンなどの局所ホルモンが、細胞膜を構成しているオメガ3やオメガ6からつくられることは先ほどお話ししましたが、たとえばオメガ3やオメガ6の代わりにトランス脂肪が細胞膜の材料になると、細胞膜の構造や性質がおかしくなり、そこからは局所ホルモンの合成も行われません。しかも、オメガ3やオメガ6からの局所ホルモンの合成を阻害するほか、炎症を増大させ、余計な活性酸素を発生させることも知られています。

つまりトランス脂肪は、「脂肪」という名前がつきながらも栄養素ではなく、まったく必要のない有害物質です。そして、トランス脂肪による健康被害のリスクの大きさは、本当に計り知れないのです。

トランス脂肪というと、日本では動脈硬化（心臓病）のリスクばかりが取りざたされますが、海外に目を向けると、糖尿病やアレルギー性疾患、発達障害、生殖器系の病気、そしてガンなど、心身のトラブルとの関連性が数多く指摘されています。私が「人を殺す油」といって回っているのも、決して大げさな話ではないことがわかるはずです。

事実、1993年にトランス脂肪と心臓病との関連性を指摘するなど、この分野の世界的な第一人者であるハーバード大学のウォルター・ウィレット博士も、「アメリカの食生活の中にトランス脂肪を持ち込んだことは、過去100年間に食品業界が行ったことの中で最大の悪事であった」と断言しています。

過剰摂取による健康上の害が深刻なオメガ6（大半の植物油に多い）をできるだけ控えながら、「よい油」のオメガ3（魚油や亜麻仁油などに多い）を積極的にとり、なおかつトランス脂肪を可能な限り回避する……。

⑵の「油を正しくとる」は、言葉にしてみればたったこれだけで済んでしまいますが、実際にはできていない人がどれだけ多いことか！　むしろ、できている人のほうがまれなはずです。これも、先ほどのカルシウムへの偏った認識に続き、「植物油はヘルシー」「脂質＝エネルギー源」としか教えてこなかった従来の栄養学の、最大にして最悪の罪といえるでしょう。

もちろん、トランス脂肪の表示が徹底されるまでにはそれなりの時間を要するかもしれません。トランス脂肪の塊ともいうべきマーガリンやショートニング、加工油脂などを半ば当然のように使ってきた食品業界などからは、大きな反発も予想されます。

しかし、そんなものは断固として無視すべきです。消費者にとってみれば、これまで知りたくても知る由のなかったトランス脂肪の含有量が明記されれば、これからは食品購入の際、自分の力で取捨選択できるようになるわけですから。

政府は、企業の利害よりも国民の健康を最優先する義務があります。国民の健康を損なうような事柄について、情報を開示し、注意喚起を行うのはごく当たり前のことです。

この本が世に出る頃には、日本のトランス脂肪対策において、また新たな動きが出てきているであろうことを切に望んでいます。

■「サビ止め」の防御網はチームワークが命

（3）のポイント、「さまざまな抗酸化物質をとる」に移りましょう。

世界で最も健康で長生きしているといわれる沖縄の人々を対象に、25年もの歳月をかけて長寿の秘訣を調査した「沖縄百寿者研究（沖縄プログラム）」によると、沖縄の百寿者（100歳以上の人）は同県の70歳の人に比べて、血液中の過酸化脂質濃度がなんと半分程度と非常に低いことがわかっています。

通常であれば、年齢と共に抗酸化能力が低下し、処理しきれない活性酸素のダメージを受けやすくなる（＝過酸化脂質の量が増える）傾向がありますが、どうやら沖縄の百寿者にはそんな「常識」も通用しないようです。

これは、ビタミンやミネラル、ファイトケミカル（ポリフェノールなど、植物に含まれる有用成分）といったような、さまざまな種類の抗酸化物質を含む野菜や果物をたくさん食べているからだと推測できます。

もちろん、沖縄独自の食材でないといけないわけではありません。日頃からいろいろな野菜や果物をたくさんとっておけば、得られる抗酸化物質の量や種類も増えることでしょう。

また、活性酸素のダメージから身を守る上で、私たちは食べ物に含まれる抗酸化物質だけに依存しているわけではありません。さまざまな種類の抗酸化酵素を体内でつくり出し、食べ物から得た抗酸化物質とのチームワークで活性酸素を消去しています。人間のような高等生物ほど抗酸化酵素の活性（合成能力）が高く、このことが寿命の長さにもつながっていると考えられています。

とはいえ、酵素も体内で働くタンパク質の一種ですから、細胞内でタンパク質を正しくつくるための環境を整えておく必要があります。

また、酵素の活性にはカルシウムが不可欠であると共に、カルシウムが正しく働かなければならないのは、（1）のポイントでも説明したとおりです。

さらに、抗酸化酵素の材料として、亜鉛や銅、マンガン、セレン、鉄といったミネラルも絶対に欠かせません。これらの抗酸化ミネラルもすべて、食べ物から得なければならない栄養素です。

抗酸化物質として体内で直接働いてくれる、ビタミンA・C・Eや数々のファイトケミカル、さまざまな種類の抗酸化酵素、そしてその材料となる各種抗酸化ミネラル。ほかにも、体内では活性酸素を除去するための数多くの物質がつくられています。活性酸素に対するこれだけの周到な防御網は、生命活動にとって、活性酸素のダメージがどれだけ恐ろしいものであるかをまさに物語っているかのようです。

中でも、脳への影響は甚大です。脳の重さは全体重のわずか2％程度であるにもかかわらず、体が必要とする全酸素量のうち、実に20％を脳が消費するといわれています。酸素は細胞内でエネルギーを生産するのに不可欠ですが、その際、副産物として必ず活性酸素が発生します。つまり、酸素の消費量が多ければ多いほど、活性酸素の発生量もそれに比例して増大するということです。

しかも、脳はその6割を脂質が占めていて、体の他の部位の細胞よりもオメガ3の割合が多いことで知られています。その上、オメガ3は脂質の中でも最も酸化しやすい（活性酸素の害を受けやすい）のです。

酸素の消費量が多い上にオメガ3も多い脳は、活性酸素の格好の標的となります。そのため、活性酸素を適切に処理できないと、脳の神経細胞はことごとくダメージを受けます。

基本的には、一度ダメージを受けた神経細胞は再生しない（元には戻らない）と考えられています。

思考や感情のほか、視覚、聴覚、味覚、嗅覚、触覚の五感、運動や呼吸、内臓の機能など、ありとあらゆる生命活動の統制こそ、神経伝達を介した脳の役目であるわけですから、神経細胞がダメージを受けた脳は、もはや走行中の車から運転手が突然いなくなったも同然です。

脳の暴走を防ぐべく活性酸素の害から脳を守ることが、結果として全身を守ることに直結するのです。

活性酸素への対策は、どれだけやってもやりすぎることはありません。「サビ止め」の防御網が強靭であればあるほど、みなさんの人生が楽しく豊かなものになるはずです。

■■こんなにもある！　ローフードの利点

ローフード（生の食べ物）のメリットは、なんといっても（4）のポイント、食物酵素の恩恵が存分に得られることです。生の食べ物には、食べ物が自らを消化するための「食物酵素」が豊富に含まれています。

消化活動は体にとって大変な負担がかかります。すべてを体内の酵素でまかなおうとすると、他の器官で使われるべき栄養素まで消化酵素の産生のために使われてしまいます。栄養素を奪われた器官では細胞がまともに働けなくなります。

生の食べ物に含まれる食物酵素は自ら消化を進めるため、体は消化酵素の産生という激務から解放されます。そして、それ以外の重要な仕事に精を出すことができるわけです。

食べることほどエネルギーを消耗するものはありません。動物がケガをしたり体調を崩したりしたときに、何も食べずにじっとしているのは、消化に使うエネルギーや酵素を節約して、体の修復に使うためです。

食物酵素は熱に弱く、48℃でほとんど破壊されてしまいます。つまり、加熱調理することは、わざわざ食物に含まれる食物酵素を失わせ、体内の貴重な酵素を消化によって消費させる、非常にもったいない行為であるともいえるのです。

みなさんの日頃の食事を思い出してみてください。

精製したものばかりを食べ、加熱調理したものばかりを食べていませんか？

ずばり、それは最悪の食べ方です。貴重なビタミン・ミネラルを精製することで捨て去り、貴重な食物酵素を加熱することでわざわざ壊しているのです。

野生動物は、生のものしか食べません。ローフード100％の食事が実現できています。それとは対照的に、加熱調理という何とももったいない行為をする動物は、私たち人間だけです。

もちろん、加熱調理にも、よい部分がまったくないわけではありません。色とりどりの食文化を築き、食の楽しみを担ってきました。「食べる」ことは、人生の大きな楽しみでもありますから、楽しみを目的にいただく程度であればよいでしょう。

ただし、焼く・煮る・茹でる・フライにする・炒めるなどの加熱調理を通じては、生きた食物酵素の恩恵は期待できないことは心に留めておいてください。

もちろん、精製したものや加工食品などにも食物酵素は含まれていません。インスタント食品など、添加物の入ったものは、むしろ体内酵素の働きを阻害するので、絶対に避けなければいけません。

現代人はみな、慢性的な体内酵素不足に陥っています。

毎日の食事で生のものを積極的に食べ、体内酵素の無駄遣いをしないことが大切です。

体内での消化酵素の節約は、消化以外に働くさまざまな代謝酵素の生産が優先されることにつながり、全身の細胞がパワー全開となります。

また、ローフードは野菜や果物など植物性食品が中心となります。もともとビタミンやミネラル、ファイトケミカル、そして水分が豊富である上に、加熱調理による栄養素の破壊や流出の心配もありません。

ローフードの利点はほかにもあります。それは、「免疫システムに負担をかけない」ということです。実は、私たちが加熱食品や加工食品を口にすると、白血球が消化器官に集まってきて異常に増えることが知られています。

白血球は、全身の血管やリンパ管を循環しながら、異物が侵入していないかどうか、不必要な細胞が発生していないかどうかを常に監視しています。もし異常が見つかれば、ただちに仲間の白血球を呼び寄せ、細菌と闘ったり不要な細胞を取り除いたりして、私たちの身を守ってくれているのです。

もともと、異物の侵入は「食」を通じてのものが圧倒的に多いことから、白血球の半分以上が腸に集中していて、異物が腸壁から入り込んで全身に到達するのを防いでいます。「食」という行為はただでさえリスクを伴うものなのだと実感できますが、加熱食品や加工食品をとると、そんな白血球がさらに増加するというのですから、白血球にとって加熱や加工がなされた食べ物は、相当に警戒すべき相手なのでしょう。

加熱や加工で生じる食品中の有害物質は数多く存在し、代表的なものとしては終末糖化産物（AGE）と呼ばれるものがあります。食品の加熱や殺菌、乾燥、燻製《くんせい》のほか、揚げ物や網焼きにした際に生じる物質で、体内に取り込まれると組織の酸化を促進したり、炎症性を高めたりすることが知られています。

米国マウントサイナイ医科大学が行った研究では、AGEを多く含む加工食品や揚げ物の摂取を控えることで、炎症緩和や免疫力アップに役立つことが報告されています。ローフードは（5）のポイント——毒を極力取り入れない——にもつながるわけです。


私たち人間の体は、加工食品が5割超の食事を「異物」と判断し、白血球の異常な増加が生じる一方で、未加工の食品、つまりローフードの割合を5割超にするとそのような増加は起こらず、免疫システムが誤作動を起こすこともない……。臨床化学研究所（スイス）のポール・コーチャコフ博士がこのような研究結果を発表したのは、なんと1930年！　実に80年も前の話です。まさに驚くほかありません。

アトピー性皮膚炎や喘息《ぜんそく》などのアレルギー性疾患、リウマチなどの自己免疫疾患、そしてガンといったように、現代病には免疫系のトラブルが非常に目立ちます。その一端には、加熱調理したものや加工食品ばかり食べているために、免疫システムに余計な負担をかけていることも関係しているはずです。毎回の食事の半分というのはなかなか難しいかもしれませんが、ローフードをできるだけたくさんとるよう、常に意識しておくべきでしょう。

ちなみに、免疫を支える一つひとつの白血球も、正真正銘、細胞そのものです。ローフードは、白血球が「おかしい」「不自然だ」と警戒しないもの、つまりは「細胞に認められた食べ物」であるということです。

■「マゴワヤサシイ」食＋玄米をとろう！

さて、ここまで、マエストロを味方にするための5つのポイントを説明してきました。それでは、これらのポイントをすべて押さえた「自然の良質な食べ物」は、いったいどのような食事から得られるのでしょうか？

その答えが、「マゴワヤサシイ（＝豆類、ゴマなどの種実類、ワカメなどの海藻類、野菜、魚、シイタケなどのキノコ類、イモ類)」+玄米で構成された食事です。1人目の偉大なマエストロは、この食事の中でみなさんが来るのを待ってくれています。

マゴワヤサシイ+玄米の食事であれば、カルシウムが居場所を間違え、悪さをすることはありません。肉類や乳製品、砂糖など、脱灰を促進する要因は含まれていませんし、カルシウムのコントロール役であるマグネシウムも十分に摂取できます。トランス脂肪を取り込む危険性も非常に低く、オメガ3とオメガ6を適正な比率でとることができます。各種抗酸化物質が得られるのはいうまでもありませんし、調理法に気をつけていれば、食物酵素の恩恵を受け、白血球をむやみに刺激するような有害物質の侵入も防げます。さらには、有害物質の解毒や排泄《はいせつ》=デトックスに役立つ栄養素や成分も豊富です。

ちなみに、100歳を超えてもはつらつとし、「はさみで切れる血管」を維持していたぎんさんは、野菜や魚をよく食べていたそうです。おそらく、ここでお伝えしたような知識を特別に身につけていたわけではなく、単に伝統的な日本の食事を続けていただけでしょう。

ぎんさんは（1）から（5）のポイントを自然と押さえ、1人目のマエストロと仲良くすることが健康につながることを、身をもって証明してくれています。同時に、食の欧米化が日本をどれだけ蝕んできたかという事実が、よりはっきりと浮かび上がります。

ただし、マゴワヤサシイ＋玄米の食事さえしていれば「常にパーフェクト」というわけではありません。なぜなら、（5）の「毒を極力取り入れない」というポイントには、まだまだ続きがあるからです。

■汚染された食品にマエストロはいない

マゴワヤサシイ＋玄米のうち、農産物でないのは「ワ（海藻類）」と「サ（魚）」です。また、これらは一度に量をたくさん食べるものでもないことを考えれば、この食事の大半は「農産物」で支えられていることになります。いかに農業が重要であるか、改めて思い知らされます。
ところが残念ながら、農業を巡る現状は非常にシビアです。特にポイントの5つ目の「毒」は、トランス脂肪や食品添加物、あるいは加熱調理に伴うものに限らず、外的に汚染された食べ物から私たちの体内に入ってくるからです。そして、汚染食品の代表格のひとつが農産物だからです。

2010年5月、ハーバード大学とモントリオール大学の研究チームにより、農薬として世界中で利用されている有機リン化合物と、発達障害のひとつである注意欠陥多動性障害（ADHD）との関連性が指摘されています。

研究チームは、約1100名分の子供の尿を分析した結果、実に9割以上に有機リン化合物の痕跡を確認しました。そして、この検出量が多い子供ほどADHDの発症リスクが増加すること、検出可能なぎりぎりの量であっても、検出不可能であった子供に比べてADHDの診断率が2倍近くに上昇していたことなどを明らかにしています。なお、有機リン化合物の最たる摂取源は、食べ物（農作物）の残留農薬であるとしています。

そもそも、有機リン化合物が農薬（殺虫剤）として用いられる理由は、その神経毒性にあります。神経伝達物質のひとつであるアセチルコリンは、通常であれば、役目を終えると分解酵素によって速やかに処理されます。ところが有機リン化合物はこの分解酵素と結合し、酵素の働きを阻害してしまいます。このため、アセチルコリンが神経細胞などの接合部位（シナプス）にあふれかえり、神経細胞同士の情報伝達が大混乱に陥ることで、害虫は死にいたるのです。

アセチルコリンや分解酵素の役割、神経伝達のメカニズムは、虫でも人間でもほぼ同様のものです。そして、生物には共通して、有機リン化合物を体内で解毒する酵素も存在していますが、高等生物ほどこの解毒酵素のパワーが強力であるといわれています。このような違いが、「害虫にはよく効くけれども人間には害が少ない」という、殺虫剤の選択毒性を成り立たせているはずでした。

ところがこの研究結果からは、害虫の神経伝達を狂わせる物質が、まさに人間の脳内で同じ作用をもたらしている様子がうかがえます。論文ではさらに、ごく微量の有機リン化合物が、アセチルコリン以外のさまざまな神経伝達物質にも悪影響をもたらすと述べられています。

■「エコチル調査」が示す現実

現在、私たちが生活している環境中には10万種類を超える化学物質が確認されています。また、毎日のように新たな化学物質が生み出され、その数はどんどん増加しているともいわれています。その多くが食べ物や飲み物を通じて体内に入り込んでくるわけですが、これらが単独で、あるいはいくつか組み合わさって、私たちの心身にどんな影響を及ぼしているのか、正確には知る由もありません。

そんな中、環境省は、子供における環境リスクの増大や有害物質に対する脆弱性《ぜいじゃくせい》に注目し、2010年度から化学物質の影響に関する10万人規模の大規模調査を開始しています。

この調査の正式名称は「子どもの健康と環境に関する全国調査」というものですが、英語の「Japan Eco & Child Study」から、通称「エコチル調査」と呼ばれています。

エコチル調査では、母親の体に蓄積した化学物質が子供の健康に及ぼす影響の解明に主眼が置かれ、胎児期から誕生後13歳になるまで、対象となった子供の健康状態が定期的に確認されます。

環境省の発表資料には、調査の中心仮説としてもう少し具体的なことも書かれています。それは、ダイオキシンやＰＣＢ（ポリ塩化ビフェニル）、水銀やヒ素などの重金属、ビスフェノールＡなどの環境ホルモン、そして農薬といった化学物質にさらされることで、

・出生時体重の低下
・発育異常
・先天異常（口唇裂《こうしんれつ》、口蓋裂《こうがいれつ》、二《に》分脊椎《ぶんせきつい》、ダウン症など）
・性分化の異常（男女比の偏り、性器形成障害、脳の性分化異常など）
・精神神経発達障害（自閉症、学習障害、ＡＤＨＤなど）
・免疫系の異常（小児アレルギー、アトピー、喘息など）
・代謝・内分泌系の異常（耐糖能異常、肥満など）

……といった心身のさまざまなトラブルを招くのではないかというものです。

仮説にしては、かなり踏み込んだ内容のようにも思えますが、母体を通じて胎児期にさらされた化学物質による子供への影響が、それほど強く疑われてきたのだということの裏返しであるように読み取れます。

すでに現時点で「限りなくクロに近いグレー」とでもいうべきでしょうか。


それは、産婦人科医の知人から聞いた話からもうかがい知れます。

その知人によれば、ある海沿いの地域で妊婦の臍帯血《さいたいけつ》を調べたところ、まるで血液中の通常の成分かと思うくらい、高濃度の水銀が検出されたというのです。

海洋汚染の影響を受けた魚介類の体内には、水銀などの有害物質が蓄積していいます。また、食物連鎖を通じ、小型の魚よりも大型魚のほうが体内に濃縮されやすい傾向にあります。

海の近くに居住していて魚介類（特に大型魚）をたくさん食べる人では、水銀などを大量に取り込んでしまうのです。

しかも、それが臍帯血に高濃度で見つかるという事実は、妊婦が口にしたものなどに含まれている水銀が、胎児のバリアとして働くべき胎盤を難なく通過してしまっていることを意味します。マゴワヤサシイの「サ」にも、十分に注意する必要があるということです。

知人が「話には聞いていたが、あまりに当然のように水銀が見つかるので、本当にびっくりした」と語っていたのが強く印象に残っています。

私たち、特に妊婦や胎児が置かれた状況の深刻さを、改めて実感した一件でした。

なお、この種の懸念は日本国内に限ったものではありません。特に、米国、ノルウェー、デンマークでは10万人規模の国家プロジェクトが進められており、これらの国々に続いて日本のエコチル調査が行われているのです。国レベルで、また世界各国でさまざまな調査が実施されていること自体、有害物質の不気味さや事の重大さを際立たせているようなものです。

しかも、その大半が私たちの「食」に由来するものなのです。

■■「農」から食事を考える

２００９年８月に日本で公開された『未来の食卓』（フランス・２００８年）は、学校給食と高齢者用宅配給食をすべてオーガニック（無農薬・有機肥料での栽培法。あるいはその方法で栽培された農産物）にするという南仏の小さな村の試みを、１年にわたって追い続けたドキュメンタリー映画です。

農業大国にして「農薬大国」でもあるフランスでは、この映画の放映をきっかけに農業や食生活のあり方が見直され、各地でオーガニックブームが湧き起こっているといいます。

村の学校の敷地内にはオーガニックの菜園がつくられ、生徒が世話をしています。そこで収穫した、新鮮かつ安全な栄養の濃い野菜や果物が、生徒や高齢者の給食に使われます。この試みに対し、当初は村内でも懐疑的な声がありましたが、フランス語でオーガニックを意味する「ビオ」（bio = biologique の略）の給食の美味しさや素晴らしさに次第に魅了されていく子供たちは、「家でもビオがいい」と親にせがむようになり、村全体の意識が徐々に変わっていく様子が描かれています。

そんな映画の中で、とある家庭での出産シーンが登場します。特に凝った撮影方法でもなく、世界中のどの家庭でも見られる光景であるはずなのに、このシーンは実に感動的で、穏やかで、何ともいえない幸福感に満ちあふれているように思えました。

私がそんな感情を抱いたのは、その前後で目の当たりにする数々のショッキングな映像とのギャップがあまりに大きいことと、おそらく関係していたはずです。新生児の先天異常や流産、あるいは誕生後に発症する小児ガンが、母親の不健康な食事や、村で散布されている農薬に関連していたという事実が、見る側をそのような思いにさせるのでしょう。

子供が欲しいと思えば妊娠し、妊娠すれば健康な子供が生まれ、その後も順調に育っていくのが当たり前――。

そんな認識を根底から覆してしまうのが、私たちが直面している現代社会の実情なのです。フランスだけでなく、日本を含めた世界全体の問題です。

映画では、家族の多くをガンで失い、自身もその恐怖に怯えている女性や、農薬調合時には毎回決まって鼻血が止まらず、散布後には必ず1週間以上も尿が出なくなるという夫を心配する女性、宇宙服のような大仰なマスクを見せながら、それをかぶって農薬散布をしていたのに神経系の症状に苦しんでいると訴える男性など、村民の「影」の部分がいくつも紹介されています。

それぞれが異口同音に「農薬が原因だ」と確信を持って述べている姿は、あまりに痛ましいものでした。

■野菜を食べるとガンになる⁉

この映画では、主に農薬の問題にしかふれられていませんでしたが、現代農業が抱えるもうひとつのデメリットとして、化学肥料と胃酸の問題があげられます。

一般的な化学肥料には窒素が過剰に含まれています。窒素は植物の成長に不可欠であるものの、化学肥料で栽培された野菜や果物はオーガニックのものに比べ、窒素の余剰分（硝酸）を抱えています。胃酸の分泌が十分でない状態でこれらの野菜や果物を食べると、硝酸が胃の中で亜硝酸という物質に変化しやすくなります。亜硝酸が血液中に取り込まれると、赤血球のヘモグロビンと結合し、酸素を運搬できなくなってしまうため、最悪の場合は呼吸困難に陥るなど命に関わります。

また、亜硝酸が胃の中で動物性タンパク質と出合うと、ニトロソアミンという強力な発ガン性物質がつくられてしまうことも忘れてはいけません。

ニトロソアミンは、ビタミンCを十分に摂取していれば体内で発生しにくいことが知られています。しかし、ここでも化学肥料が問題を招きます。化学肥料を大量に用いて促成栽培された野菜や果物には、ビタミンCがあまり含まれていません。よかれと思ってマゴワヤサシイ＋玄米の食事を続けていても、オーガニックでなければむしろ健康を悪化させかねないということです。

問題はほかにもあります。窒素は、主に自動車の排気ガスに含まれる大気汚染物質の成分でもあるため、酸性雨としても農作物に影響を及ぼします。いわば、「空から降ってくる化学肥料」となるわけです。つまり、窒素に関する問題はオーガニックならすべて解決、というわけではありません。

子供は大人に比べて、胃酸の分泌が少ないことが知られています（ちなみに、強いストレスにさらされていると、大人でも胃酸の分泌が抑えられます）。しかも、子供は「脆弱性の窓」が広い、つまり、大人よりも有害物質の悪影響を受けやすいのです。

だからこそ、オーガニックを食事の基本とすることで、これらのリスクを最小限にとどめる工夫が非常に大切なのです。

農薬や化学肥料を使った農業は、「不自然な安定供給」——見た目がきれいで大きさの揃った野菜や果物が、いつでも安く手に入るのが当たり前の生活——を要求する消費者にこたえるべくして行われています。皮肉にも、それが回り回って私たちの健康を害しているのは、まさに自業自得ともいえるわけです。

化学肥料の大量使用は、土壌中のミネラルを枯渇させることにもつながります。

本来、土壌はそこに生えていた植物が枯れ、枯れた植物を微生物が土に返し、またそこに植物が生えるという循環によって成り立っています。ビタミンなどは植物の中でどんどんつくられるため、増えたり減ったりを繰り返しますが、ミネラルは元素そのものであり、新たに合成されたりすることがないため、この循環の中に存在するミネラルの総量は、基本的にはほぼ一定です。

しかし、農業ではそこに「収穫」というプロセスが入ることから、土壌からさまざまなミネラルを取り込んで育った野菜や果物を収穫してしまうと、土壌中のミネラルは減ってしまいます。だからこそ、一般的な農業には肥料が欠かせないわけです。

このとき、有機肥料を利用すれば、さまざまな種類のミネラルを補給することができます。そこから収穫される農作物もミネラル豊富です。ところが、化学肥料は数種類の限られたミネラルしか含まれていないため、土壌中の各ミネラルの比率はどんどん偏っていってしまいます。それを続けるうちに、そこはもはや「土とはいえない土」と化し、できる農作物も栄養的な価値の低いものになってしまうのです。

やはり、どこを切っても不自然という言葉しか出てきません。

■自然に則したオーガニックな生活を

映画『未来の食卓』の監督を務めたジャン＝ポール・ジョー氏は、「環境問題を考えたとき世界を変えていくには、子供たちと母親、そして未来の母親である女性の存在が大きい」とし、ただただ悲観するばかりの映画ではなく、将来に希望を持てる内容を心がけたと述べています。そして、そのためには今すぐ行動に移すべきだと強く訴えています。

また映画の中でも、村長は「オーガニック食品は高いというが、健康に値段などつけられない」と熱く語り、役場のスタッフは「大量生産の農作物は安定供給のための費用が税金でまかなわれており、実際には値札の2〜4倍だと思ったほうがいい」と村の集会で説明しています。

どのような価値観で、どのように物事をとらえ、何を選択すべきか……。まさに、映画を見る側の想像力や判断力、理解力が問われているかのようです。

私たち大人もそうですが、特に子供の食事は絶対にオーガニックであるべきです。

前述のように、オーガニックとは一般に、無農薬・有機肥料での栽培法、あるいはその方法で栽培された農産物を主に指す言葉です。しかしオーガニックの「本質」は、もっと別のところにあるような気がします。

たとえば映画の中で、これまでは農薬や添加物まみれの缶詰や冷凍食品、加工食品を当然のように使っていた給食の調理スタッフが、今ではそれらと縁を切り、「自分たちが村の食と健康を支えているのだ」という誇りがこちらにも伝わってくるほど、オーガニック給食の提供という仕事に対して意欲的に取り組んでいる姿が非常に印象的でした。これぞまさに有機的（＝オーガニック）に人や物がつながっている社会ではないか、本当の意味でのオーガニックな暮らしではないかと思いました。

1人目のマエストロ「自然の良質な食べ物」の名前にもあるように、結局は、常に「自然であるかどうか」を基準に取捨選択していけば、何事においても道を大きくそれることはないはずです。ただし現代人は、先ほどの農作物の適正価格の認識しかり、不自然なことに対して自然で当たり前のことだと思い込んでいる風潮があります。あるいは、不自然であることに気がついていない、気がつくことのできない世の中になっているといってもいいかもしれません。

ちなみに、『未来の食卓』の原題は、『Nos Enfants Nous Accuseront』（子供たちは私たち〈大人〉を告発するだろう）という、かなり過激なものです。

私たち大人は、将来を担う子供たちに「いったい何ということをしてくれたんだ！」と告発されることのないよう、マエストロと共に、いち早く自然でオーガニックな「未来の食卓」をつくっていかなければなりません。

そのためには、他の８人のマエストロの協力も必要です。残念ながら、文明の発展と共に環境汚染の進んだ現代社会では、どれだけ食事に気をつけていても、有害物質と無縁の生活を送ることはもはや不可能であるからです。

特に、８人目のマエストロである「断食」の力がカギを握るのですが、これについては後で詳しくお話しすることにしましょう。

7 よい姿勢

8 断食

9 脳（マインド）

1 自然の良質な食べ物

Maestro 2人目 きれいな水

3 日光

4 休息

5 新鮮な空気

6 運動

■水はすべての生命活動に関わっている

道元禅師は『正法眼蔵』の中で、「一切衆生悉水現成《いつさいしゆじようしつすいげんしよう》」、生きとし生けるもの、すべての存在は水そのものであると記しています。

むろん、その解釈には深い哲学が秘められているのですが、実際に文字どおり、水は生物の大部分を構成し、生命活動を支えています。

口から入るもので、「自然の良質な食べ物」と同様に大事なのが「きれいな水」です。

私たちは体内の水分の20％を失うだけで、死んでしまいます。

呼吸の酸素と同様に、水は最も重要な栄養素であり、解毒剤でもあります。

細胞が栄養素を取り込むためにも、有害物質を排泄するためにも、水の存在が必要です。

ゴミ収集車が定期的に巡回してゴミを回収してくれれば、街にゴミがあふれることはないでしょう。それと同じように、良質な水をたくさん飲んでいると、体内の浄化システムがうまく働いて、有害物質が体内にたまりにくくなります。

脳も体も常にクリーンな状態でないと、みなさんの潜在的な能力も十分に発揮することはできません。


私たちと関係の深い水には、ふたつの種類があります。飲むための水（飲料水）と、体内の細胞の中（細胞内液）やその周辺、血液、リンパなど（細胞外液）に存在している水分です。

私たち人間の主な臓器の約70％、脳の80％、血液の90％、骨の25％は、驚くことに「水」でできています。体内に満たした水に、脳や臓器の細胞が浮かんでいるようなものです。

体内を満たした水は、すべての器官において、重要な役割を果たしています。

腎臓、膀胱《ぼうこう》、腸、肝臓、肺、皮膚などはすべて、毒素や老廃物の排泄に水の力を借りています。また、肺、鼻の内側、のど、気管支、消化器官、目などは常にうるおっている必要があるため、水が欠かせません。血液は90％が水であるために自由に体内を循環し、栄養素や酸素、老廃物などを、必要な組織に届けることができます。

また、細胞内外の浸透圧を一定に保つためにも、発汗によって体温を一定に保つためにも、水は重要な働きをしています。

ところが、一日呼吸をするだけで、体内の水分は５００ミリリットル失われてしまいます。汗をかけば、またさらに大量の水分が失われることになります。十分に水分が補給されず、脱水症状になれば、筋力の低下、持久力の低下、体温調整機能障害などのトラブルが起こりやすくなります。

最低でも、一日2リットルの水を飲みましょう。運動などで多量の汗をかいた場合は、さらに水分補給をすることが大切です。

人間は睡眠中も汗をかき、水分を失います。

昔の日本人は、寝る前に飲む水と、起きてすぐに飲む水を「宝水」と呼んで習慣にし、水分不足による健康障害を防ぐ知恵を持っていました。

就寝中の6〜8時間は水分の補給ができません。体内の水分量は減少し、血液はドロドロになってきます。脳梗塞の実に4割が、睡眠中、あるいは起床直後に発症しているともいわれます。そのため、寝る前や寝起きに水を飲むことが大切であるという教えが「宝水」という言葉になったのでしょう。

私は、前日、就寝時間がやむをえず遅くなってしまった場合でも、朝は必ず4時台には起きて、朝の「宝水」を飲みます。そして就寝前にも、必ずコップ1杯の良質な水を飲むことを実践しています。

■水は約20分で全身を巡る

私たちの体はスポンジのようなものです。水を飲むとみるみる吸収します。

その速度は驚くほどスピーディーで、胃を通過して、大腸の腸壁から毛細血管に吸収され、毛細血管の壁を通り抜けて、約30秒後には血液へ、1分後に脳と生殖器へ、10分後には皮膚細胞へ、そして、20分後には心臓、肝臓、腎臓へと届きます。

血液によって運ばれた水は、汗として皮膚の老廃物を排泄し、肝臓や膵臓などで消化液をつくる材料にもなります。また、血液によって運ばれた不要物は腎臓でろ過され、尿として排泄されます。

このように、水は短時間で全身を駆け巡り、細胞の健康を維持してくれる、欠かせない存在です。だからこそ、どんな水を飲むかが重要になります。

■飲むべき「きれいな水」「良質な水」とは

きれいな水、良質な水というと、市販されているミネラルウォーターを思い浮かべる方が多いでしょう。かつては井戸などで地下からくみ上げていた水が、いつの間にか、スーパーマーケットやコンビニで買うものになってしまいました。

地下からくみ上げた良質の天然水には、カルシウム、マグネシウムなど、さまざまなミネラルが溶け込んでいます。その含有量は地域の自然環境によってさまざまで、水の性質の違いによって生育する植物の種類も変わります。また、それは人間も同じです。

貝原益軒の『養生訓』の中にこんな一節があります。

「水は清く甘きを好むべし。清からざると味あしきとは用ゆべからず。郷土の水の味によって、人の性（うまれつき）かはる理なれば、水は尤ゑらぶべし。又悪水のもり入りたる水、のむべからず」

一生の間、毎日飲む水は、人間の質まで決めてしまうほど重要なものであるから、きれいな、よい水を飲まねばならないという教えです。


さて、昔から、体によいといわれてきたのは「寒」の水です。

寒とは、二十四節気の小寒から大寒までを含む、節分までの約1カ月間（1月5日〜2月3日頃）にあたり、一年で最も寒い時期をさします。この時期の水は雑菌が少なく、腐りにくいため、昔から酒や味噌、醤油づくりに利用されてきました。

寒の水に雑菌が少ないのは、水温の低下によって比重が変化して、クラスター（水分子の房）が小さくなっているからです。

クラスターの小さな水は細胞への浸透性が高いため、細胞内に入りやすいのが特徴で、細胞に入った水はホメオスタシス（恒常性）を刺激し、新陳代謝を活発にします。

必須ミネラルが豊富で、鉛やヒ素などの有害な不純物の少ない、きれいな水を十分に飲むことが、すべての細胞を活性化することにつながるのです。

飲むべきはあくまで水であって、清涼飲料水や炭酸飲料水などは、水の代わりにはなりません。むしろ、飲むべきではありません。

また、清涼飲料水には、食品添加物や後述するような糖分の過剰摂取の問題もあるので、極力とらないほうがよいでしょう。

なお、コーヒーや紅茶、緑茶などのカフェインを含んだものは、水分の排出を促すので補給にはなりません。

「水は命の燃料」です。水分補給は、あくまでも自然の水であることが基本なのです。それには、人の手で変なものを加えないほうがいいのです。あきらかに塩素の臭いがする水は避けましょう。

市販の水ならば、原水になるべく手を加えていないナチュラル（ミネラル）ウォーターを選んでください。また、水道水ならば、蛇口にアルカリイオン整水器をつなぐことで、カルシウムやマグネシウムを多く含む水をつくることができます。整水器で電解した水はクラスターも小さく、胃腸にも優しい水です。

私は毎朝、下鴨神社の境内で湧き水を頂きます。京都はいまだに良質な地下水が豊富で、美味しい水をあちらこちらで飲むことができるのは喜ばしいことです。みなさんも、自分に合ったおいしい水を見つけてください。

■有史以来行われてきたウォーターセラピー

ロンドンのテムズ川、パリのセーヌ川、東京の隅田川、京都の鴨川、昔からよい水が流れる川のある場所に、人が集まって都市をつくってきました。

これは、飲料水や輸送手段を確保するためだけではなく、水の持つエネルギーに魅せられて、たくさんの人が引き寄せられることも関係していたでしょう。

休日に魚釣りに行ったり、水泳やいろいろなマリンスポーツを楽しんだりすることも、疲れがたまると温泉に浸かってのんびりしたくなるのも、すべては水の持つ魅力がなせるわざだといえます。

釣り人が何時間も釣れなくても心がリラックスできるのも、川のせせらぎや、海岸に打ち寄せる波をながめていると、何ともいえず心が癒《いや》されるのも、生命という存在が水から生まれたことに起因しているのかもしれません。

水を飲むことはもちろん、水の浮力や水圧、温水を使っての健康促進や病気の緩和、リラックスするウォーターセラピー（水療法）も、世界各地で古くから行われてきました。最近流行のスパや、日本の温泉療法もそのひとつです。

紀元前のギリシャの記録には、温熱浴とマッサージの後に冷水浴をすると循環機能が改善することが記されています。

これにならって、私は季節を問わず、温冷浴をしています。

お湯に浸かってから、水に浸かり、再びお湯に浸かるのですが、水風呂でいったん血管を収縮させた後に再びお湯に浸かることで、血流がとてもよくなります。湯上がりは温泉に入ったかのように体がポカポカして、爽《さわ》やかな気分になります。

水は母性の象徴でもあります。

羊水もまた水であり、妊婦、母親や赤ちゃんの多くは、水を魅力的なものとして感じています。

水といえば、現代の出産事情に関連して、私は「水中出産」がもっと普及すべきだと考えています。

水中出産には、妊婦のストレスを取り除き、痛みをやわらげてリラックスした状態で出産できるというメリットがあります。

体温に近い温度のお湯に浸かることで、筋肉が緊張から解放され、産道が柔軟になります。

また、赤ちゃんにとっても、羊水から水中にいったん出るというワンクッションを置くことで、いきなり羊水から外気に放り出されるよりもストレスが軽くなると考えられます。

今の日本の産婦人科医は、すぐに陣痛促進剤を使う場合が多いのですが、私には母と子のための出産ではなく、病院の都合と医師の効率をはかるための出産が行われているような気がしてなりません。

陣痛促進剤を使うと、お産の予定が立てやすくなり、かかる時間も短くて済みます。けれども、出産後の母体や子供にかかるストレスが大きくなります。

陣痛促進剤は、子宮の筋肉を強制的に収縮させる薬です。この薬は子宮にだけピンポイントに働くのではなく、全身の筋肉にも作用します。だから、出産後はその反動が出てつらくなるのです。しかも、どんな薬にも、必ず副作用があります。陣痛促進剤にも、薬が効きすぎたことで子宮が破裂して死亡した例があり、胎児仮死のリスクも伴います。

お産の9割は自然のままで安産です。陣痛促進剤のような薬や帝王切開のような手術を行わなくても、何も問題はありません。緊急の事態を除けば、薬や手術に頼る必要はないのです。ましてや、少しでもリスクのある薬を、安易に使用するのは危険です。

安全で、安心して、二人三人と子供が産めるような環境を整えなければ、少子化問題の根本的な解決にはつながらないと思います。

水中出産のような、リスクの少ない母と子の立場に立った分娩《ぶんべん》方法を、今一度見直すべき時期に来ているのではないでしょうか。

8 断食

9 脳（マインド）

1 自然の良質な食べ物

2 きれいな水

Maestro 3人目 日光

4 休息

5 新鮮な空気

6 運動

7 よい姿勢

■■ 太陽の光が生命のリズムを刻む

江戸時代の観相学者、水野南北の『節食開運説』には、

「人格は飲食の慎みによって決まる」

「酒肉を多く食べて太っている者は、生涯出世栄達はない」

とあり、また、強運をもたらす秘訣として、

「毎朝、昇る太陽を拝むこと」

「朝は早く起床し、夜は早く就寝すること」

「夜に仕事をするのは大凶である」

と書かれています。


太陽の光は地球上のあらゆる生物に恩恵を与えてくれます。私たちが口にする食べ物も、太陽の光を浴びて育つことで、間接的に太陽のエネルギーを私たちの体内にもたらしてくれているのです。古代ギリシャやインドでも、太陽の光を浴びる日

光療法が行われていました。

なぜ太陽の光を浴びると健康によいのでしょうか。実は最先端の科学によって、このことは証明されているのです。それが、サーカディアンリズム（概日リズム）です。

人間はふたつの時間帯で生きています。

太陽の時間周期（約24時間）と月の時間周期（約25時間）です。

太陽の光は、地球上の生命が持つサーカディアンリズムにも深く関わっています。

サーカディアンリズムとは、約24時間周期で変動する生理現象です。人間の体内にはサーカディアンリズムが３００種類以上も存在しています。睡眠と覚醒のリズムのほか、食事のリズム、体温のリズム、自律神経やホルモン分泌、各内臓の働き、血液中の物質濃度などの生体機能に関わっており、互いに影響を与え合っているとされています。

そのため、どこかひとつのリズムが乱れると、心身のさまざまな問題の引き金となる場合があるのです。

もともと、人間のサーカディアンリズムは、太陽だけではなく月の影響も強く受けており、体調や心理状態も、月の時間周期によって変化することが知られています。健康な女性の月経周期は、月の満ち欠けの周期とほぼ同じです。

けれども、月のサイクルは約25時間周期なので、太陽の約24時間周期とは少しずれてしまいます。

そのため、サーカディアンリズムを正常に保つためには、太陽の光を視交叉上核《しこうさじょうかく》がキャッチすることで、毎日リセットしてやる必要があるのです。

視交叉上核は、左右の眼の網膜から伸びた視神経が、視床下部で交叉しているところのすぐ上に位置しています。直径はわずか1ミリ程度の超小型・超高性能の時計です。

視交叉上核は、光を感知すると松果体に極微量の信号を送ります。その信号を受けた松果体は、「時計ホルモン」と呼ばれるメラトニンを分泌します。

メラトニンは、分泌から約14時間後に睡眠を促すホルモンで、血液を通って、全身に時間の情報を運びます。

つまり毎朝、私たちが太陽の光を感知した瞬間から、眠る時間がセットされるのです。私たちの体には、「目覚まし時計」ならぬ「入眠時計」が備わっているのです。

ですから毎朝、起床後すぐに朝の光を目に入れることは、サーカディアンリズムをリセットし、心身の機能を正常に働かせる基本となるわけです。

サーカディアンリズムによって、朝、目覚める前から体温は上昇し、副腎皮質ホルモンのコルチゾールが分泌されて血糖値が上がり、体の活動の準備が整えられます。同時に、夜のうちに蓄えられ放出されるドーパミンのお陰で、意欲的に行動を起こすことができます。

ちなみにコルチゾールは、抗炎症作用を持ち、免疫力を維持するのにも欠かせないホルモンであり、明け方に分泌量のピークを迎え、時間と共に徐々に分泌量が減って、夜にはほとんど分泌されません。

こうした驚くべきしくみが、朝日と共に動き出すのです。人間も自然の一部なのだと、改めて実感せざるを得ません。

現代人は、生活習慣の乱れにより、このリセット作業を怠っています。それによって、夜は寝つきが悪く、朝も目覚めがすっきりしないという悪循環に陥っています。また、休みだからといって昼まで寝ているようでは、体内時計が狂って時差ボケと同じような状態になり、翌日の活動の効率が低下してしまいます。

■朝こそ脳の黄金の時間帯である

人生の始まりである乳幼児期の環境が、その後の一生を左右するように、一日の始まりである朝の時間をどのように過ごすかによって、その日一日が成功に終わるか否かが決定されます。

それほど、朝の時間は貴重であり、人生を成功に導くカギも、朝に気持ちよく目覚めることができるかどうかにかかっています。

9人のマエストロを最大限に活用するためのポイントも、朝の時間帯にあります。なぜならば、朝こそ、9人のマエストロが勢揃いし、かつ私たちの脳がマエストロの恩恵を最大限に吸収できる最高の時間帯だからです。

朝は、人間の作業効率が最も高まる時間帯です。朝の6～7時と、夜の6～7時は、同じ1時間でも価値がまったく違います。

なぜなら、睡眠中に脳内に蓄えられたドーパミンが、朝になって放出されるからです。神経伝達物質であるドーパミンは、人間が行動を起こすきっかけをつくり、やる気を起こさせてくれます。

朝の目覚めが爽快《そうかい》なのは、このドーパミンのお陰です。朝から体を動かし、脳を活発に働かせることで、ドーパミンの分泌はさらに促され、意欲的に一日を過ごす準備が整います。

朝の光は、私たちに最高のパワーを与えてくれます。

太陽が昇る少し前の午前4時から5時の時間帯は、一日の「気」のエネルギーがいちばん凝縮した濃密な時間帯です。学生の方なら試験勉強をしたり、サラリーマンの方なら新たな企画を考えたりするには、もってこいの時間帯でしょう。
まだ、外は暗いけれど、この4時の時間帯に、スッキリと目覚められるということが重要です。昼間の時間や夜の時間の使い方がきちんとできていれば、朝の4時に起きることも決して難しくないと思います。

また、朝は一日でいちばん体温が上がります。これも、肉体の活動の準備を整えるためです。朝日を浴びながらウォーキングやジョギング、体操をするのもいいでしょう。

日光を浴びることによって、体内でビタミンDが合成されます。ビタミンDは、骨を丈夫にする働きが有名ですが、それだけではなく、睡眠のコントロールや感情形成に深く関与している脳内の神経伝達物質・セロトニンの合成にも関与していま す。セロトニンとは「天然のトランキライザー」と呼ばれるほど、中枢神経系にあって人間の精神活動に非常に大きな影響を与える神経伝達物質です。
ビタミンDが不足すると、うつ病やアルツハイマー病、ガンなどのリスクを高めることが報告されています。日照時間の少ない冬場にうつ病が重くなる人が、太陽の光の豊かな南の地域に移っただけで、症状が改善されることがあります。ただし、強い紫外線を浴びすぎると、今度は皮膚ガンの危険性が高まります。その点、朝の日光は真昼ほど紫外線は強くないので、ビタミンDの合成にも理想的といえるでしょう。最低でも一日に10分以上は、太陽の光を浴びることをおすすめします。

また、朝は自然と対話するのにも最適です。

私は、山々の間から昇る朝日の美しさに出合えるだけでも、朝の散歩をする価値があると思っています。朝の光は、太陽が低い角度から差し込むので、立体感が強調されて、山の稜線や木立の陰影がくっきりと見え、緑の深さが全然違って感じられます。

朝焼けは非常に美しく、生命エネルギーに満ちています。私は朝日が昇るのを見届けないと、一日を損した気分になるぐらいです。

みなさんは山登りをして山頂で御来光を拝んだことはあるでしょうか。とても神秘的で、おごそかな気持ちになります。みなさんはお気づきではないでしょうが、わざわざ遠くへ登山に出かけなくても、御来光と同じことが毎朝、身近な場所でも起こっているのです。そう考えると、早起きして朝日を見ないというのは、とてももったいないことだと思いませんか？

毎日同じ道を散歩していても、毎日必ず新しい発見があります。そうして日差しを全身に浴びていると、ドーパミンの分泌量がさらに増えて、前向きな気持ちも高まります。

お金を払わなくても、脳を拓く感動の種は、自然の中にたくさんあるのです。

私の祖母はよく「早起き千両」と言っていました。三文の得ではなく、千両だと。子供の頃は、その言葉の意味するところがよくわかりませんでしたが、今はよくわかります。

私自身、朝日を浴びている時間帯にいちばん、幸せを感じます。今日も間違いなくいいことが起こると思えるのです。

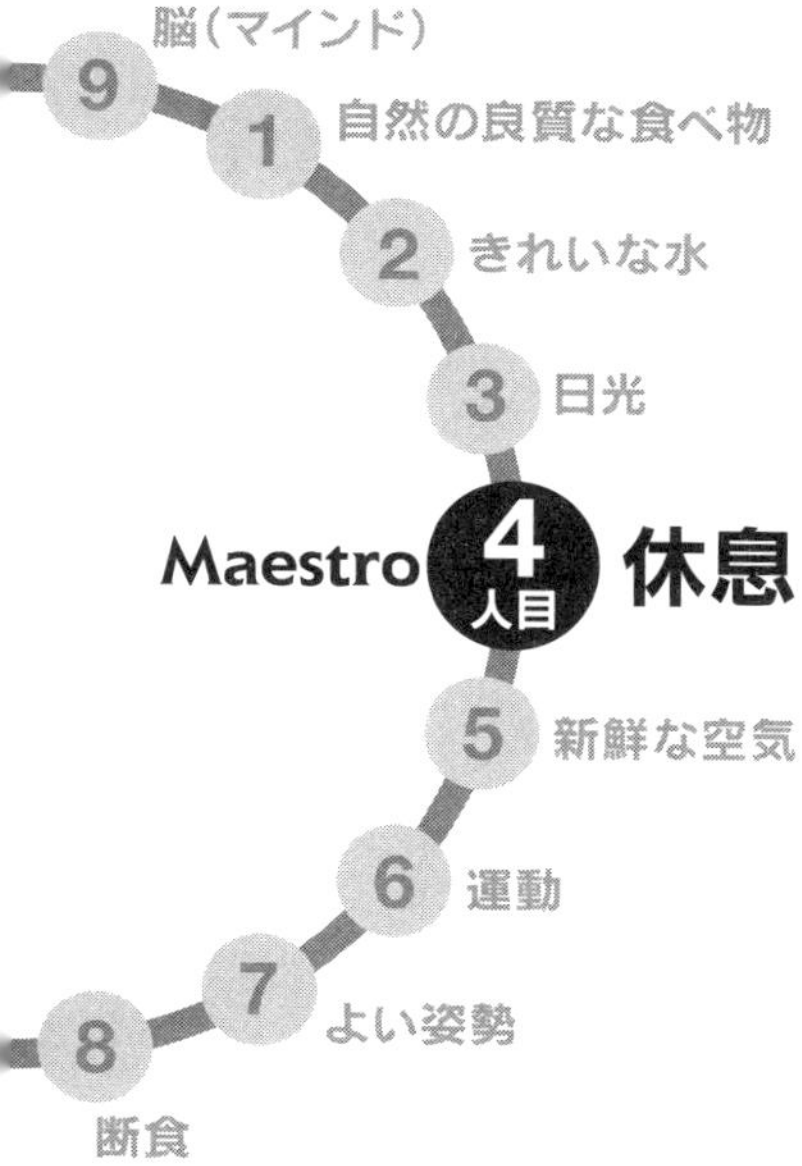

9 脳（マインド）
1 自然の良質な食べ物
2 きれいな水
3 日光
Maestro 4 人目 休息
5 新鮮な空気
6 運動
7 よい姿勢
8 断食

■ストレス対策には適切な休息が必要

ストレスは免疫機能にとって最大の敵です。

「ストレス学説」を唱えたハンス・セリエが、ストレスは万病のもとであることを発見して以来、過剰なストレスが免疫細胞の機能を著しく低下させることが、数多くの論文によって解明されてきました。

ストレスを受けている人はそうでない人に比べて、2倍も風邪になりやすいといいます。人間関係が豊かな人は風邪になりにくく、孤独な人はそうでない人に比べて4倍風邪をひきやすいという報告もあるくらいです。

今の日本はストレス社会です。過剰なストレスは、ガンやうつをはじめとするさまざまな心身のトラブルが発症する一因になっています。

それに対抗するためには、質のよい休息をとることが重要です。

私が初めてアルゼンチンを訪れたときに驚いたことがあります。お昼になると「シエスタ」といって、すべての店のシャッターが下ろされて、1時から4時まで昼寝のための休憩を取ることが当たり前だったことです。これは、日本では考えられないことでした。

日本ではアルゼンチンのような昼寝休憩をとることは難しいでしょうが、昼食後はネクタイをゆるめたり、シャツのボタンを外したりして洋服をゆったりと着て、できれば靴を脱ぐなど、リラックスする時間を持つことを心がけましょう。

静かに目を閉じて呼吸を整えるだけでも、心身の緊張をほぐしてストレスを軽減させることができます。

質の良い休息をとるためには、質の高い食事をとること、新鮮な空気を吸い正しい呼吸法を行うこと、きれいな水を飲むこと、マイルドな日光を浴びること、断食して消化器官を休ませること、脳をリラックスさせることなど、他の8人のマエストロとも協力しなければなりません。

そして、最も大切な休息が睡眠です。

睡眠は細胞のリカバリータイムである

人間は生涯の3分の1の時間を睡眠に費やしています。

なぜ、これだけ長い時間が必要なのでしょうか。

アメリカの大学がグリーンベレーの隊員を使って断眠実験をしたところ、3日ももたなかったという話を聞いたことがあります。

きちんと休むことは、しっかり働くことと同様に大切です。休息の最たるものといえば、「睡眠」にほかなりません。

ところが、現代人の生活は夜型に当たり前に変化してきました。

NHKの調査によると、1960年代には、日本人の60%以上が夜の10時には就寝していました。ところが、2005年には、その数が24%にまで減少しています。

生命を維持するためには、毎日、古くなったタンパク質を壊して、新しいタンパク質をつくり、たえず組織を再生しなければなりません。このタンパク質のスクラップ＆ビルドの作業が、実は睡眠時間中に行われます。また、成長ホルモンや免疫ホルモンも睡眠中に分泌されます。寝る子は育つという言葉の根拠はここにあります。眠っている時間帯は、昼間に食べたものから得た栄養素を使って、体を修復する最も重要な時間帯です。つまり、睡眠によって、ようやく食事という行為が完成されるのです。

実は、寝るのにもエネルギーが必要です。寝ている間にも、活発に細胞が代謝を行っています。

睡眠中は、ノンレム睡眠（脳の眠り）とレム睡眠（体の眠り）が、90～120分周期で入れ替わります。

ノンレム睡眠中は、脳の代謝が低下し、体温も低下します。代謝のために体が働き、セルフメンテナンスをしています。副交感神経から交感神経に切り替わり、睡眠中に分泌されたドーパミンや、明け方に分泌されるコルチゾールが、体温のリズムに合わせて、心身を休息から活動のモードへと移行していきます。

一方でレム睡眠中は、体は弛緩している中で脳は覚醒しており、記憶や感情の整理を行っています。日本人として初めてノーベル賞を受賞した湯川秀樹博士も、夢で見た内容をヒントにして論文を書き上げたともいわれています。これも、レム睡眠中に脳が活動していて、かねてより思索していたことがまとまって、新しい着想を得たのでしょう。

このように、レム睡眠中には、起きている間に蓄積された情報や記憶の整理をしつつ、成長ホルモンの分泌を促し、同時に成長ホルモンの働きを助けるカルシウムが血液中に放出されます。こうして、眠っている間に、脳細胞も生まれ変わり、遺伝子が新たな細胞に写し取られていきます。

睡眠中は単に体を休めているだけでなく、脳のメンテナンスにとっても重要な時間なのです。人間が他の動物に比べて深くて長い睡眠時間を必要としている理由も、より高度な機能を維持するために不可欠だからです。

なお、成長ホルモンが最も分泌されるのは、寝入りばなの最初のノンレム睡眠のときです。その長さが90～120分であることを考慮し、眠りの質と考え合わせれば、夜10時に寝るのが理想ですが、遅くとも午前0時までには寝たほうがよいということになります。

そのほかにも、睡眠中にはγ《ガンマ》-アミノ酪酸（GABA）、アセチルコリン、エンドルフィンなど、脳の神経伝達物質がつくられ、神経細胞に蓄積されています。朝起きたときには、これらがいちばん多くたまった状態になり、一日の活動に備えているわけです。

■睡眠の質と活動の質は比例する

睡眠もサーカディアンリズムに深く関係しています。睡眠時間の長さだけでなく、眠るタイミングが大事なのにも理由があるのです。

睡眠と覚醒のリズム、体温のリズムは相互作用の関係にあり、朝とは逆に、夜は体温が下がって、体の休息にあてるようになっています。体温が最も低下する時間に眠ると、眠りが深く、睡眠を適度に持続できます。

ところが、たとえば徹夜明けのとき、朝から昼まで仮眠をとっても、体温が上昇する時間帯であるために、眠りが浅くなり、満足のいく睡眠が得られません。

質の高い睡眠をとるためには、夜10時には床につきましょう。そうすると、体温が最も低くなる深夜2時にいちばん深い眠りに入れるからです。

実は、私たちの体は体温がいちばん低いときに、いちばん質の高い睡眠がとれるようにできています。

睡眠時間は長さではなく、質の高さが重要です。もちろん、極端に短い時間では困りますが、ぐっすりと心地よく眠れることのほうに意識を向けましょう。

質の高い睡眠をとることができれば、エネルギーに満ちあふれ、おのずと昼間の活動の質も高くなります。

また、体温は昼の2時から4時にも低くなるため、眠気を感じることがあります。

これには、人類の発祥に起源があるという説があります。

最初の人類は、赤道直下近くのアフリカ大陸で発祥したという説が有力です。灼《しゃく》熱《ねっ》のアフリカ大陸では、昼間は体力の消耗を避けて、休息にあてるのが理にかなっています。そのため、昼間の時間帯に眠くなるように、人間の遺伝子が初期設定されているというのです。

幼い子供が昼寝をするのも、この遺伝子が関係していると考えられます。本当ならば、大人も昼寝ができればよいのですが、会社員の方などは現実的には難しいでしょう。せめて少しでも体を休めるように心がけてみてください。

なお、夕方から夜にかけて分泌される時計ホルモン・メラトニンの誘眠作用を邪魔しないためには、その時間帯は、明るすぎる光や青みを帯びた蛍光灯の光（昼光色）で過ごすのは避けるとよいでしょう。明るく強い光、青みを帯びた光ほど覚醒の作用が高く、自然な眠りを妨げます。逆に、昼間はできるだけ明るい場所で過ごすと、メラトニンの分泌量が増え、夜の睡眠が深くなります。

最近は、ストレスや疲労が原因で、寝つきが悪い、夜中に目覚める、眠りが浅いなどの睡眠障害に陥っている人も多いようです。

しかし、だからといってアルコールや睡眠薬に頼っても、それは本当の睡眠ではありません。

アルコールは中枢神経の抑制作用があるため、寝つきをよくする効果はありますが、脳の眠りであるノンレム睡眠が増えて、体の眠りであるレム睡眠が少なくなり、体の疲れがとれない可能性があります。また、夜中に目覚めるなど、睡眠のリズムを乱してしまう場合もあります。

質の高い睡眠をとるコツは、夕食は夜8時までに食べ終えて、寝るときは胃を空っぽにしておくこと。また、交感神経を興奮させるアルコール、カフェインなどの刺激物は控え、ゆっくり入浴してストレスを残さず、副交感神経優位のリラックスした気分になってから寝床に入るのが理想です。

この中でも特に大切なのが、夜にものを食べないということです。

釈迦の言葉の中に、一日の食事を「朝＝1」「昼＝2」「夜＝3」の合計6と考えて、これを3に減らすことが健康につながるという教えがあります。仏教には、「朝は少食《しょうじき》、昼は正食《しょうじき》、夜は非食《ひじき》」という言葉があるように、私は、夜は食事をとらないことが重要だと考えています。

夜の食事を抜くと、胃にものが入らないわけですから、内臓は消化の負担から解放されます。それだけで、夜はぐっすり眠れて、しかも朝の目覚めもよくなります。

私の知人たちを見ても、年齢を感じさせないくらい若々しくて元気な人は、一日2食しか食べない人が多いようです。

現実的には、仕事のおつき合いなどもあるので、夕食をまったく食べないというのはなかなか難しいでしょうが、なるべくならば、夜はものを食べないほうがよいことを覚えておいてください。

■■うつぶせで寝る

そして、次に大切なのが、寝るときはうつぶせで眠ることです。

私たち人間が、いつからあおむけで寝るようになったのかはわかりませんが、あおむけ寝には大変な欠点があります。

それは、呼吸がままならなくなることです。

あおむけ寝になると、舌が重力によって気道をふさぎやすくなり、呼吸がうまくできません。そのため、全身に酸素が回りにくくなり、血行を悪くし、睡眠の質を落とし、睡眠時無呼吸症候群などを引き起こしやすくなるのです。

昼間は、無意識のうちに舌を持ち上げているので、気道が舌にふさがれることはありません。しかし、睡眠時は筋肉の収縮が低下するために、気道がせまくなってしまうのです。それを舌がふさいでしまうと、呼吸をままならなくし、体内を酸素不足に陥らせて血行を悪くします。その結果、睡眠の質を下げ、いびきや睡眠時無呼吸症候群の引き金になるわけです。

うつぶせ寝には3つの利点があります。

1つ目は、あおむけで寝ていると、口が開きやすく、空気中のホコリやウイルスが体内に侵入しやすくなりますが、それを防ぐことができます。

2つ目は、腹式呼吸がしやすくなります。

3つ目は、血行が改善して目覚めがよくなります。

あおむけ寝では、重力の作用で、内臓が背骨の前にある心臓に通じる太い血管を圧迫して血行が悪くなります。うつぶせ寝ではそれが解消されると共に、お腹が温まるので、より血行がよくなります。

そもそも、私たち人間の体は、あおむけ寝には適しません。

それは、生命の進化を考えれば一目瞭然です。

私たち脊椎動物は、魚類から両生類、は虫類、ほ乳類へと進化を遂げて誕生しました。

その間、私たちの遠い先祖は、四つんばいで、背骨が大地に対して水平で、背中を天に、そしてお腹を地に向けていたのです。

長い進化の歴史からみると、人類が二足歩行を始め、直立の姿勢になり、あおむけ寝を始めたのはつい最近のことです。

うつぶせ寝はお腹を地に向けますが、あおむけ寝はまったくの逆方向になっています。

大いなる自然からみれば、それもまた不自然なことなのです。

うつぶせで寝ると、腰痛や床ずれを防ぐ効果もあります。これは「腹臥《ふくが》位療法《いりょうほう》」

といって、病気で長期入院している人や高齢者の寝たきりの予防と、寝たきりになったときに現れてくる症状の改善に役立てている医療機関も多く、その効果は学会でも発表されているほどです。

私は、うつぶせ寝を実践するようになってから、睡眠時間が約1時間少なくなりました。

これは、睡眠の質が向上して血流がよくなり、体内に酸素が十分に行き渡り、睡眠時の体内修復能力が高まった結果だと考えています。

上質な睡眠をとるためにも、うつぶせ寝がよいのです。

1 自然の良質な食べ物

2 きれいな水

3 日光

4 休息

Maestro 5人目 新鮮な空気

6 運動

7 よい姿勢

8 断食

9 脳（マインド）

■■「生きる」とは、「息をする」こと

呼吸は、人間の生命活動の中で最も重要な活動です。細胞がエネルギーをつくるためには酸素が必要です。その酸素は呼吸によって体内に運ばれてきます。そして、血液によって体内の隅々の細胞に供給されます。

深い呼吸ができる動物ほど、寿命が長いといいます。たとえば、古くより長寿を象徴する動物である亀は、1回の呼吸で酸素をしっかりと体内に取り込むことができるので、エラがなくても長時間水中に潜っていられます。

よく、「冷え」は万病のもとといわれます。これは、血液の流れが悪いと、細胞に供給される酸素の量が不足してエネルギー不足になり、代謝能力や免疫力が低下し、それが病気の原因になるということを表しています。

人間はたった数分間呼吸ができないだけで、生命を維持していくことができません。「生きる」とは「息をする」ことです。人は生まれるときに産声をあげて呼吸をし始め、息が絶えるときに臨終を迎えます。

健康に関心を持って、食事や運動には気を配っている人は多くても、呼吸について常に意識をしている人は少ないのではないでしょうか。

呼吸をおろそかにしている人は、質の高い生活を送ることはできません。

オペラ歌手や僧侶に健康で長寿の人が多いのは、日常生活の中に呼吸訓練のプログラムが織り込まれているからです。声楽家は毎日厳しい発声訓練をしていますし、僧侶も読経、声明といった、深く長い発声法を身につけるために、日々修行を積んでいます。

正しい呼吸法を身につけて意識的に呼吸をすることは、脳を拓くためにも、健康な生活のためにも、非常に重要です。

■深い呼吸は、α波を生み出す

人間の呼吸法には胸式呼吸と腹式呼吸とがありますが、酸素を十分に取り込むためには腹式呼吸が必要です。

正しい腹式呼吸法を身につけると、血圧や心拍数も安定し、自律神経も整い、緊張やイライラを鎮め、肉体と精神の調和をもたらしてくれます。

私が昔、呼吸の重要性をはっきりと認識したひとつの体験に、スキューバダイビングがあります。潜水した後は食事が美味しく、とても爽快な気分でした。その夜は、旅先で慣れない環境だったにもかかわらず、ぐっすりと熟睡することができました。私は、ただ単にスポーツをした後なので疲れていたという理由だけでは、この精神的にリラックスした状態をうまく説明できない気がして、少し考えてみたのです。

そこで気がつきました。ポイントは潜水中の呼吸にあったのです。

水中では、水圧によって腹部の横隔膜が押し上げられ、肺の容積が陸上よりも少なくなります。そのため、陸上で呼吸するよりも筋肉に負荷がかかり、自然と呼吸の状態も力強くなります。

深い呼吸をしている状態では、脳内のα波が増加しています。このメカニズムには横隔膜が大切な働きをしています。

深く強く息を吐くためには、横隔膜を大きく動かさなければなりません。横隔膜が伸び縮みする際、筋肉内の筋紡錘《きんぼうすい》というセンサーから脳の呼吸中枢へ電気的な信号（インパルス）が送られます。このインパルスが脳幹の呼吸中枢を刺激し、脳幹はその刺激を視床下部へと伝達します。この刺激を受けた視床下部が、脳内ホルモンのβ-エンドルフィンなどの快感物質を放出するため、精神的にリラックスした状態を生み出すと考えられています。

筋肉が大きく動くほど、届けられるインパルスの量も増えるので、より大きなリラクゼーション効果をもたらします。

私がダイビングをしていたときも、水中での運動効率の高さに加えて、脳内ホルモンの放出量も増えていたために、陸に上がってからもリラックスした状態が続いていたのです。

■■ 呼吸には2種類ある

さて、ひとくちに呼吸といっても、大きく分けて2種類あります。

ひとつは、外部から酸素を取り入れ、肺の中で血液中の二酸化炭素と交換して炭酸ガスを排出する外呼吸（肺呼吸）です。酸素は肺で赤血球に含まれるヘモグロビンという色素と結びつき、血液の流れによって全身の細胞へと運搬されます。

もうひとつは、体内の各臓器や末端の組織（末梢組織）において、毛細血管中の血液と細胞との間で行われる内呼吸（組織呼吸）です。血液中の酸素を受け取った細胞は、エネルギー代謝の過程で発生した二酸化炭素を血液中へ放出します。

この外呼吸と内呼吸のふたつの呼吸を通じ、細胞内にあるミトコンドリアによってつくり出されるエネルギーのお陰で、私たちの生命活動は維持されています。このエネルギーは、酸素がないとつくり出せません。

呼吸法には、主に肋間筋《ろっかんきん》を使う胸式呼吸と、横隔膜を使う腹式呼吸とがあります。

私たちが無意識に呼吸しているときは、このふたつの呼吸の両方を使っています。

一般的に、呼吸全体の3分の2が腹式呼吸で、残りの3分の1が胸式呼吸とされています。男性は女性よりも腹筋が強いということもあり、男性のほうが腹式呼吸の占める割合が高い傾向にあります。


人類史上、初めて素潜りで105メートルを潜った、ダイバーのジャック・マイヨールは、呼吸についてこんなことを言っていました。


「ヨガに美しい教えがあります。子宮の中にいる赤ちゃんは、へその緒を通して胎盤とつながり、お母さんから生命エネルギーをもらっています。誕生のとき、へその緒をいったん断ち切るが、しかし、そこにまた新しいへその緒が生まれます。それが呼吸です。

私たちは呼吸を通して宇宙の母とつながり、生きる力を与えられているのです。

このへその緒は目には見えません。しかし、すべての呼吸する生き物をつなぎ、生かし続けるのです。微妙な霊的なへその緒だといい切ることができるのです」

そしてマイヨールは、そのためには無意識の呼吸ではだめで、意識的に呼吸しないといけないと言っています。

意識して強く深い呼吸をしようとすると、どうしても息を吐くときに下腹に力を入れなければなりません。これが結果的に横隔膜をはじめとする呼吸筋にとっての刺激になり、胃、腸、肝臓など内臓の諸器官に対して、マッサージするのと同様の効果を与えます。

この刺激のおかげで血液の循環がよくなります。その結果、細胞中のミトコンドリアの機能が高まるため、免疫力の向上に大きな効果があります。

慢性的な体調不良に悩んでいる人の中には、正しく呼吸をしていないために、血液の循環が悪くなっているケースが多く見受けられます。

日々、無意識に行っている呼吸を、意識して深い腹式呼吸の割合を大きくすることで、健康で活力あふれる生活に変えることができるでしょう。

■■正しい呼吸は頭をよくするし、病気も防ぐ

胸式呼吸を減らして腹式呼吸を増やすことにプラスして、もうひとつ意識していただきたいのが鼻で呼吸をするということです。

最近の若い人を見ていて気になるのは、男女問わず口元に締まりがなく、いつも口を半開きにしたままでいる人が非常に多くなったことです。

実際に、口だけで呼吸している口呼吸の若者は年々増えており、小学生以下の年齢では8割以上の子供が口呼吸をしているといわれています。

そもそも、口で呼吸をするのは、人間だけといっても過言ではありません。犬は常に舌を出して口で呼吸しているように見えますが、あれは体温の調節をしているだけで、口呼吸とは根本的に違います。ある意味では、人間は、人間にしかない言葉という武器を獲得した代わりに、口呼吸のリスクも背負ってしまったともいえま

す。本来、鼻は呼吸のためにあり、口は食事のために存在する器官なのです。

空気中のウイルスなど、外部から入ってくる異物は、鼻を通り抜けてから気道に到着すると、鼻水や唾液に含まれるＩｇＡという免疫物質と、扁桃《へんとう》などでつくられた白血球との共同作業によって無毒化されます。

しかし、口呼吸をしていると、この免疫システムは正しく機能しません。

鼻呼吸は、いわば免疫の要《かなめ》です。口呼吸をしていると、免疫力も低下して、アトピーなどのアレルギーを誘発する恐れもあります。

また、腹式呼吸をするなど腹筋のリズム運動の習慣がないとセロトニンの発生量が少なくなり、感情のコントロールができない「キレる」精神状態などに陥りやすくなります。

高校生を対象にした実験によると、腹式呼吸を数回行った後に暗算のテストを実施した場合、普通の胸式呼吸をした後で受けたテスト結果に比べて、腹式呼吸後の正解率が飛躍的に向上したという報告があります。

きちんと鼻で呼吸すること、そして意識して腹式呼吸をすること、これが脳を拓くための正しい呼吸法であると私は考えています。

■■呼吸は精神にも大きな影響を与える

呼吸を意識することは健康状態だけでなく、精神状態にも強い影響を与えます。呼吸の状態は感情の起伏と密接に結びついています。

精神状態が不安定なときや緊張したときには交感神経が優位な状態となり、体は闘争するための緊急態勢になります。

具体的には、心拍数、血圧、体温などが上昇し、消化、吸収、排泄の機能が低下します。そして、活動するために必要な酸素を全身に供給するため、呼吸運動も促進されます。

交感神経や副交感神経のような自律神経の働きは意識して作用させることはできませんが、呼吸をコントロールできれば間接的に働きを促進する手助けになります。

ゆっくりと深い呼吸をすることで心拍数や血圧も低下します。副交感神経が優位になり、体を修復するために消化、吸収、排泄の機能も高まります。細胞が活性化して免疫力が上がります。緊張でドキドキしたときに、深呼吸によって気持ちが落ち着くことには、このような理由があるのです。

日本古来の武道においても、呼吸法は最も重要な極意でした。剣道では剣先で相手の息づかいを知るといいます。また、「呼吸が合う」「阿吽《あうん》の呼吸」などというように、呼吸は調子やタイミングを意味する言葉でもあります。柔道の技は相手の呼吸（調子）を外すようなタイミングで仕掛け、合気道の技は相手の呼吸（間）に合わせて仕掛けます。相撲でも、立ち合いの基本は相手と呼吸を合わせることにあります。

■深い呼吸がセロトニンを増やす

坐禅《ざぜん》、気功、ヨガの修行でも呼吸は重視され、それぞれに独自の呼吸法があります。

瞑想の基本は、まず意識を呼吸に集中させることにあります。継続反復する呼吸運動を通じて体の不浄を取り除き、自然界の普遍的なリズムと交感し、精神を無限の彼方《かなた》へと飛翔させるのです。

白隠《はくいん》禅師の言葉に、「人はつねに心気をして下にみたせるべきである」というのがあります。彼は、健全なる生理活動は、体と心が自然の姿に戻り、秩序正しく整然と働き、一大調和をしたときに、初めて営むことができるといいました。そして、へその下にある丹田を意識して呼吸することの重要性を説いたのです。

ではなぜ、丹田を意識しながら呼吸すると、精神をリラックスさせる効果があるのでしょうか?

実は、これは脳神経科学の分野の実験によっても証明されています。

呼吸運動は、自律神経と深く関係しており、坐禅の呼吸のように、意識的に行うゆっくりと深くて長い呼吸には、脳内のセロトニンの活性化を促し、心身の緊張を解きほぐしてリラックスさせる効果があるのです。

東邦大学医学部の研究でも、深い呼吸を20分間続けて行うと、脳内のセロトニンの量が通常よりも2割程度増加することがわかっています。

少なくとも一日に20～30分は、意識して深い呼吸をする時間を持つことが大切です。意識的に呼吸をすることによって、セロトニンの合成が活性化され、ストレスに強い脳を拓くことができます。


これは、私が親しくおつき合いさせていただいている細川護熙《もりひろ》さんからうかがったお話です。

細川さんの祖父・細川護立《もりたつ》氏は、幼少の頃は体が弱くて、周囲の人からはとても長くは生きられないだろうとささやかれていました。

ところが、あるとき偶然にも白隠禅師の『夜船閑話《やせんかんな》』と出合いました。そこには、丹田を意識して呼吸をすることで、身体の調和ある統制が維持され、心気が下に落ち着き、一身の元気が全身に満ち、さらに、全身の隅々まで血液が完全に駆け巡り、内臓諸器官は調子よく動き、心身共に健全になり、諸病の起こる一分の隙もなく、医薬鍼灸《しんきゅう》の世話にならなくてもすむということが書かれていました。

護立氏が早速その呼吸法を毎日実践したところ、気分がどんどんよくなっていき、元気で健康な体に生まれ変わることができたそうです。

感銘を受けた護立氏は、それから白隠禅師の書画を収集するようになりました。氏の膨大なコレクションは、今では「永青文庫」として私たちも美術館で鑑賞できます。


このエピソードは、昔から多くの人が、正しい呼吸法によって心身ともに健康を回復してきたという好例でしょう。

細川さんはお祖父《じい》様から教えられて、若い頃から白隠禅師の呼吸法を行ってきました。それだけではなく、本書で紹介する9人のマエストロ全員と共に自然の仕組みに沿った生活を実践しておられます。そのことを初めてお会いしたときに知り、私はとても驚きました。

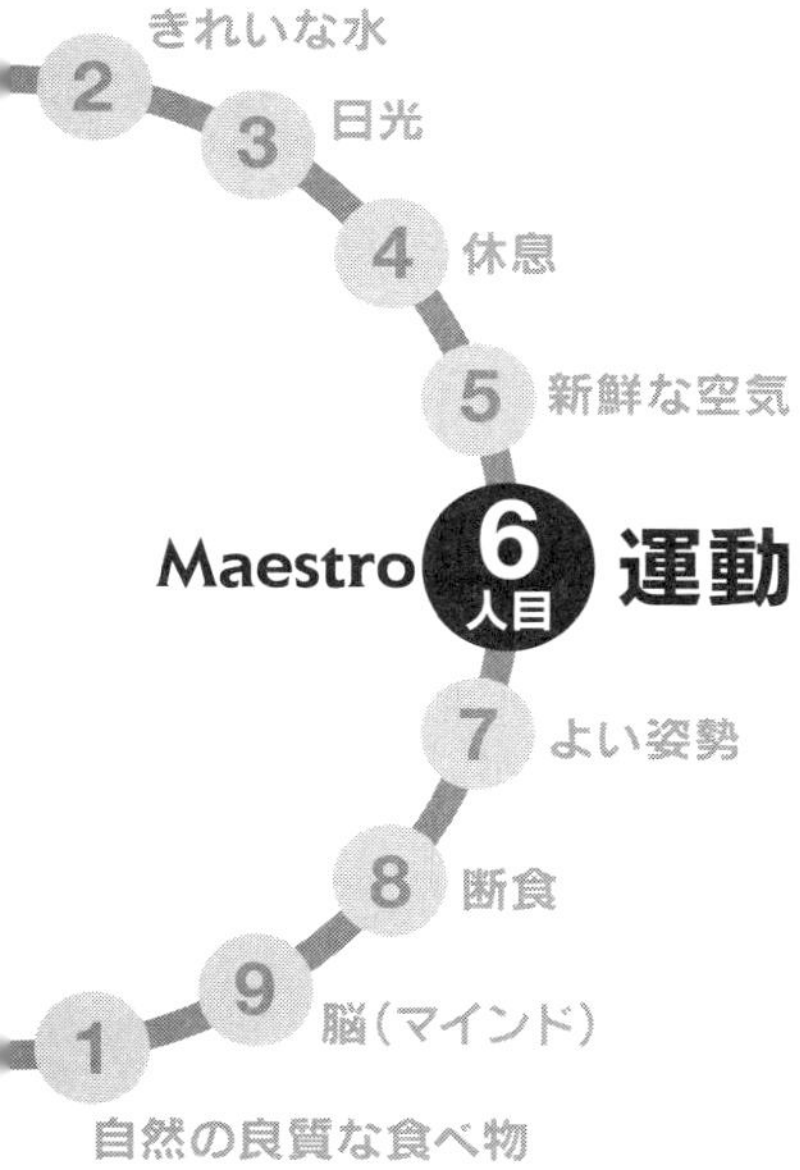
2 きれいな水
3 日光
4 休息
5 新鮮な空気
Maestro 6人目 運動
7 よい姿勢
8 断食
9 脳（マインド）
1 自然の良質な食べ物

■ウォーキングが脳を若返らせる

運動は、血行を改善して血流を活発にし、血管を健康にしてくれます。

適度な運動は、生命を維持するために重要な「系」（循環器系、神経系、免疫系、内分泌系、骨格系など）を活性化してくれる重要なマエストロです。

さらに、運動による発汗作用や脂肪燃焼作用は、体内の有害物質を排出するための解毒のプログラムにも深く関わっています。

私が初めて渡米したときに読んだ本の中に、非常に印象深い一節がありました。

それは、「What foods to eat? What supplements to take? What exercises to do?」というものでした。何を食べるべきか。食事に加えて何を補うべきか。そして、どんな運動をすべきか。私たちの健康にとって最も重要な法則を、実に簡潔に表現している思います。

脳や筋肉は、使わないと必ず衰えます。

運動を欠かさないことは、私たちの健康にとって重要な意味があります。

運動によって末梢までの血行をよくすることで、体が冷えにくくなります。

運動は、筋肉を鍛え、血圧を正常にし、健康的な脈拍にします。

運動によって血流がよくなり、血液中の栄養素や酸素が全身にスムーズに供給され、老廃物が速やかに排泄されます。また、血液が血管内に滞ることなく、心臓発作などの原因になる血栓ができにくくなります。

逆に、運動不足で脂肪がつくと、脂肪組織になじみやすい有害物質や老廃物が蓄積して、病気になりやすい体になります。


ところで、運動はなぜ血管を健康にしてくれるのでしょうか。

このメカニズムに重要な役割を果たしているのが、一酸化窒素という物質です。

一般的には、一酸化窒素は排気ガスに含まれている成分として知られています。

もちろん、肺から吸い込むと人体に有害な作用を及ぼします。

ところが、この一酸化窒素は、血管の内皮細胞からも発生していて、ここでは血管を拡張して血行を促進する働きを持っています。

そして、この一酸化窒素を発生させるために必要なのが、筋肉を動かす運動なのです。

血管の周囲に張り巡らされた神経が、筋肉運動によって刺激を受けることで、一酸化窒素が発生します。

ちなみに、一時期話題になったシルデナフィル（バイアグラ）や発毛剤のミノキシジルも、この一酸化窒素の血管拡張作用を利用した薬です。心疾患などの副作用が起きた原因も、一酸化窒素が過剰に発生したことで血圧が低下しすぎたことによるものでした。

ウォーキングなどの適度な運動は、一酸化窒素を適切な量だけ発生させるので、血管を健康に保つために役立つと考えられます。

私は出張などで毎週のように新幹線を利用していますが、そのたびに、短時間での長距離移動が簡単にできることへのありがたみを感じると同時に、昔の人はなんて健脚だったのだろうと実感します。江戸時代に流行した「伊勢参り」も、東海道五十三次をみんな歩いて旅をしていました。

『東海道中膝栗毛』の弥次さん喜多さんは、江戸から伊勢まで12日かけて歩いたようですが、現代人の足では、県境の奈良から伊勢まで歩くのだって、途方もない距離に感じるでしょう。私たちが便利な文明生活によって失ったものの中でも、最も大きなものが、この「歩く力」ではないでしょうか。

人間はまず足から衰えます。誰にでも気軽に自分のペースで行える、効果的な全身運動がウォーキングです。

「ウォーキングは運動の王様」という言葉があるように、日常の生活において、意識的に歩く量を増やすことが急務です。

頭を高く上げて、胸を張り、背筋をまっすぐ伸ばして、手を振りながら歩くのが基本。リズムよく、できるだけ同じペースで歩くことも大切です。

全身の筋肉を意識して歩くことで、背中、腰、胸、腹部の筋肉の強さや弾力が増すと、肺、肝臓、胃、腎臓の能力も高まります。呼吸によって横隔膜が強化されると、心臓に力強く血液を送り出すことができるようになります。柔軟な腰の動きは腎臓を刺激し、肝臓のマッサージにもなるほか、腹筋の動きは胃を刺激し、その働きをサポートします。

また、ウォーキングは脳の活動を活発にします。

脳は、脳脊髄液《のうせきずいえき》という液体に浮いている臓器です。

脳脊髄液とは、脳と脊髄神経を包むクモ膜の中を流れる液体で、頭蓋骨《ずがいこつ》から脊柱管を通って骨盤の仙骨までの間をゆっくり循環しています。頭蓋骨と仙骨は、「開く・閉じる」のポンプ運動を繰り返すことで流れを生み出しています。

脳脊髄液は、脳を浮かせて保護するだけではなく、脳や脊髄神経に栄養素を届け、脳下垂体から分泌されるホルモンなどを全身へ運搬する役目を果たします。血液と同様、心身の健康には非常に重要な流れなのです。

脳脊髄液の流れを促すためには、ポンプ役の仙骨の動きが正常であることがポイントです。

しかし、現代人は運動不足で腰の柔軟性が低下するなどして骨盤がねじれ、仙骨の動きが鈍くなりがちです。そこで、歩くことで仙骨や頭蓋骨に振動を与え、ポンプ運動を促すことができるのです。

■■早朝のウォーキングが五感を刺激する

「ゴルフ場でカートを使う人は、料金を2倍払っているようなものだ」と私の友人は言いました。この意味は、せっかく美しい芝生の上を歩けるのに、カートを使って歩かないのは実にもったいないということです。

私は、朝の5時半から約1時間のウォーキングを日課にしています。早朝の澄んだ空気を吸い、爽やかな朝日を浴びて歩くことで、新たな一日への意欲がみなぎります。

これからウォーキングを始めようという方には、ぜひ、早朝の時間帯をおすすめします。

コツは、背中の靭帯を伸ばして、丹田を意識して歩くこと。姿勢が悪いと呼吸が浅くなり、十分に酸素を取り込むことができません。

また、しっかりと足を踏みしめることで、脳が刺激され、活性化します。平坦《へいたん》な街中の舗装道路ばかりを歩くよりも、自然の中の凹凸のある土や草の道を歩くほうが、より足の裏への刺激、五感への刺激があり、おすすめです。

ウォーキング以外の運動としては、ヨガや水泳もおすすめです。いずれも、呼吸のほか、この後に登場する姿勢や脳（マインド）といった多くのマエストロが力を貸してくれます。

ただし、やみくもに運動を行うのは考えものです。その種類や強度を考えなければ、運動もまた体に悪影響を与えることがあります。

通常であれば呼吸によって取り込んだ酸素の1～2％が活性酸素に変換されるのですが、運動をすることによって全身の酸素消費量が安静時の10～20倍に上昇し、それに伴って、生じる活性酸素の量も通常の5～10倍にも増加します。

また、有酸素運動ではないウエイトトレーニングでも、運動負荷の刺激によって活性酸素が大量につくられます。

軽い運動は活性酸素の消去能力が高まるので体によいのですが、過剰な運動は逆に活性酸素の体内発生量を増やす原因になります。ほどほどに行いましょう。


ここで、少し余談になりますが、私のウォーキングコースについてお話ししましょう。

私が住んでいる京都は、三方を山に囲まれた盆地に街があり、北山の清冽《せいれつ》な渓流は、流れ下って鴨川となり、洛中《らくちゅう》に流れています。

私は国内国外を含めて、今までに多くの場所を訪れてきましたが、大都市のど真ん中にこれだけ美しい川が流れている街は、世界でも非常に珍しいと思います。

その鴨川の河川敷を歩きながら、山々の間から昇る日の出を眺めつつ、川のせせらぎや鳥の声にも耳を傾けています。

この河川敷から眺める風景は、私が愛してやまない京都の景色の中でも、最も好きなもののひとつです。毎朝見ていても、決して見飽きるということがありません。

歴史的に立派な文化は、美しい環境のあるところにこそ生まれるといいます。『源氏物語』の紫式部も、『枕草子』の清少納言も、『新古今和歌集』の藤原定家も、『方丈記』の鴨長明も、『徒然草』の吉田兼好も、みんな私たちと同じ朝日を見て、同じ空気を吸っていたことでしょう。

『枕草子』の冒頭の有名な、「春は、あけぼの。やうやう白くなりゆく山ぎは、少し明かりて、紫だちたる雲の細くたなびきたる」という言葉そのものの光景が、私の目の前に広がっています。

時が流れ、時代が変わっても、季節の移ろいに変わりはありません。四季の変化は、そこにあるものではなく、肌で感じるものです。特に、早朝の時間帯は、空気の微妙な変化がわかりやすいのです。

鴨川の水の流れを見ていると、江戸時代の漢学者、頼山陽《らいさんよう》の「山紫水明」という言葉が頭に浮かびます。「山が紫は比叡山と東山の風貌《ふうぼう》、水が明らかは鴨川の流れ」と、これはまさに今、私が眺めているこの景色をそのまま表現した言葉だと思うと、幕末の偉大な思想家と心が通い合ったかのように思えて、胸に込み上げるものがあります。

私の場合、このウォーキングの間に、まさに五感を刺激されて、よいアイデアが次々に浮かんでくることがしばしばあります。また、歩きながら見つけた史跡や、有名作家や芸術家の住まいに出合うと、その場所や人物に関する書籍を読み、見聞をさらに広めるきっかけにもなっています。

こうして始まった一日は、不思議といい人に出会い、いい仕事ができます。

このように、朝の時間にたくさんの感動体験をすることが、脳をどんどん拓き、生きることは素晴らしいと思える、幸福感に満ちあふれた人生を創造するコツなのです。

Maestro 7人目 よい姿勢

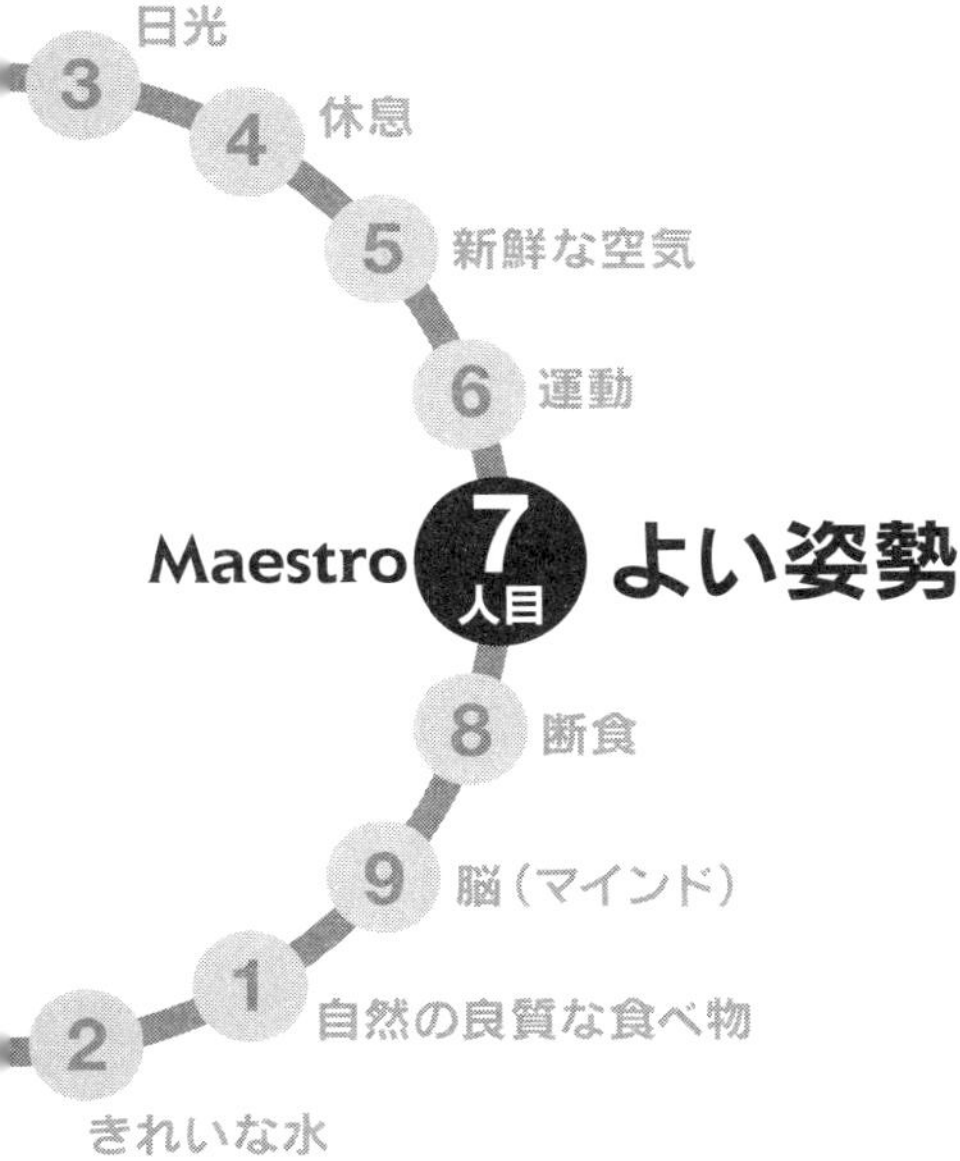

■日常生活の中の姿勢で筋肉を強化する

昔、宮本武蔵が尾張城下で柳生兵庫助と偶然出会ったとき、お互いに初対面だったのに、ひとめ見ただけで、相手が誰だかわかったという逸話があります。武蔵はもちろん有名な剣の達人です。一方の柳生兵庫助も柳生新陰流の使い手で、尾張柳生の総師として知られた人物です。

このエピソードは、背筋が伸びた正しい姿勢が、武士の強さの指標になるという話だったので、よく覚えています。一芸に秀でた達人は、お互いを見ただけで、その実力がわかるのでしょう。能の世界でも、名人は舞台に登場しただけで、一瞬で世界をつくります。その力量は、一声も発しなくても、その足の運びを見るだけでわかるといいます。

どっしりした大木のように体幹（頭と手足以外の胴体部分）がしっかりしており、正しい姿勢でなければ、いくら技術があっても、持てる力を存分に発揮することはできません。

「上虚下実《じょうきょかじつ》」といって、肩に余計な力が入らず、下肢に力がみなぎっていてこそ、打てば響くようなすばやい動きが可能になるのです。

よく、物事が首尾よく整わないときに「地に足がつかない」とか「底力がない」といいますが、これは足の裏（底）に力がみなぎっておらず、下肢が大地にしっかりと立っていないことを戒めている言葉であるように思います。

現役時代の王貞治氏は、一本足打法に開眼するまでに、当時ジャイアンツの打撃コーチだった荒川博氏が考案した、合気道や剣道などの武道の訓練を取り入れた指導を受けています。

西武ライオンズの監督だった広岡達朗氏も、日本経済新聞の連載「私の履歴書」で、荒川コーチとのエピソードを紹介していました。ジャイアンツの選手時代、広岡氏がスランプになったとき、荒川コーチに教えを受けにいきました。そのとき、荒川コーチは「体の中心である腹が据わっていれば、一本足でも二本足でも対応できる」という意味のことを言ったそうです。広岡氏も、荒川コーチのアドバイスのおかげでスランプを脱出し、その後の成績がぐんとよくなったという話でした。ちなみに広岡氏は、西武ライオンズ監督時代に、キャンプの選手の食事に初めて玄米を導入したことでも知られています。

人間の体を建物にたとえると、背骨は大黒柱です。普通の建物には大黒柱以外にも何本もの柱がありますが、人間の体には背骨1本の柱しかありません。その背骨がゆがんでいては、いくら脳トレや筋トレで鍛えた頭脳と手足があっても、立派な建物とは呼べません。

立っているときも、座っているときも、胸を張って背筋を伸ばし、頭を高く上げるように意識しましょう。その姿勢を意識するだけで、筋肉は強化されます。

椅子に腰かけたときは、背もたれに深くもたれないようにします。また、脚は組まないこと。膝の下には大きな動脈が2本走っています。脚を組んで圧迫されると血流が悪くなり、毛細血管の破壊の原因となります。

一日中ずっと正しい姿勢を保ち続けることは、実際には不可能です。けれども、意識的に姿勢を正して、ゆがんだ体を矯正することで、体幹を強化できるようになります。

悪い姿勢は、肩こりや頭痛、腰痛、慢性的な疲労感の原因になります。毎朝ウォーキングするなど、適度な運動で筋肉の緊張をほぐし、また刺激を与えることは、よい姿勢と、疲れにくい体を取り戻すのに効果的です。

肩こりや腰痛の原因で多いのは、長時間同じ姿勢で作業する、片腕だけで重い荷物を持つ、足に合わない靴を履くなどして脊椎などに負担をかけ、体をゆがめていることです。

体のゆがみは「心のゆがみ」につながります。

最近では、パソコンや家庭用ゲーム機の普及によって、VDT（Visual Display Terminal）症候群という、今まではなかった体のトラブルが増えてきました。長時間ディスプレイを見続ける作業をしていると、どうしても姿勢が前屈《まえかが》みになります。VDT症候群においては、電磁波の悪影響や眼精疲労に加えて、この姿勢の悪化が身体的にも精神的にも、非常に悪い影響を与えています。

長時間ディスプレイを凝視する姿勢は、どうしても首を前に突き出して、あごが上がった状態になりがちです。そうすると、脳と脊髄の境界部分にある脳脊髄液の通路が狭くなり、脳脊髄液の脳と脊髄の間の流れが妨げられます。そのため、頭蓋内圧の上昇を招き、これが頭痛や吐き気、けいれん、その他のいろいろな精神疾患の原因になると考えられます。

また、悪い姿勢のまま放置しておくと、椎骨《ついこつ》がずれて神経が圧迫され、さまざまな病気を引き起こすことにつながります。

仕事の合間に、ストレッチを行ったり、近場を散歩したりしましょう。滞っていた血液や脳脊髄液の流れが促され、脳も体もリフレッシュします。

以前、『東大合格生のノートはかならず美しい』（文藝春秋）という本が流行《はや》りましたが、頭のいい人は必ず姿勢がよいため文字が美しく、スポーツ選手も一流と呼ばれる人は必ず姿勢がよいのではないでしょうか。

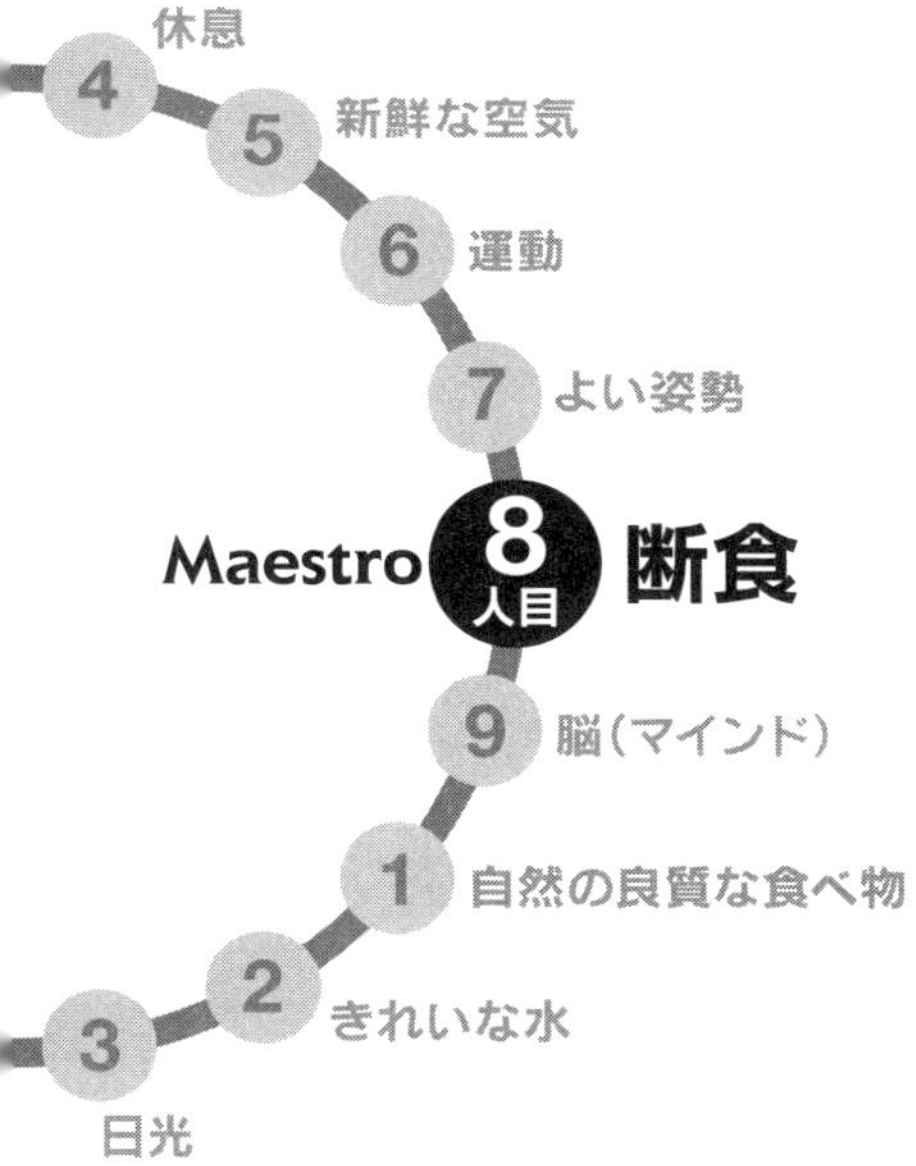
4 休息
5 新鮮な空気
6 運動
7 よい姿勢
Maestro 8人目 断食
9 脳（マインド）
1 自然の良質な食べ物
2 きれいな水
3 日光

■「食べない」ことで病気を治す

ドイツの古いことわざに、「断食で治らない病気は、他のどんな治療でも治らない」という言葉があります。また、フランスにも、「断食はメスを使わない手術である」ということわざが伝わっています。アメリカの独立に大きく貢献した政治家のベンジャミン・フランクリンも、「すべての薬でいちばんよいのは休息と断食だ」と断言しています。キリストは弟子たちに、病気は祈りと断食で治しなさいと教えました。釈迦も、病気は断食で治すことを弟子たちに伝えています。

断食で病気を治した実話は、映画にもなっています。

アカデミー主演女優賞と助演女優賞のふたつを受賞している、大女優のメリル・ストリープが主演、制作した『誤診』という映画は、てんかんの発作が突然起きた4歳の子供が、薬物治療によって治らないばかりか、薬の副作用で、どんどん体調が悪くなってしまうという、本当にあった話にもとづいたストーリーでした。

医師の治療法に不信感を抱いた母親（メリル・ストリープ）は、悩み抜いた末に独学で勉強し、断食と食事療法による治療法があることを知ります。そして、ジョンズ・ホプキンス大学のフォアマン博士によるこの治療法の指導により、子供の健康はどんどん回復し、3カ月後にはてんかんの病気は劇的に完治します。

ではなぜ、食べないことで病気が治るのでしょうか。

太古の昔から、動物にとって最も恐ろしい敵は、外敵よりも「飢餓」でした。そのため、私たち人間を含むあらゆる動物は、進化の過程で飢餓状態に適応するためのしくみを遺伝子レベルでつくってきたのです。

よって、意図的に飢餓状態を再現してこのしくみを有効活用するという点で、断食は実に理にかなっており、科学的であるといえます。

断食を行うと、私たちの体は体内に蓄積された脂肪を燃焼してエネルギーに変えます。このときに生成されるケトン体という物質が、脳の活動を鎮静化する働きがあります。また、脂肪の燃焼と共に、病んだ細胞に蓄積した有害物質が遊離・排出されるために、病気の症状も徐々に改善されていくと考えられるのです。

医聖ヒポクラテスは、「賢者は健康が最大の人間の喜びだと考えるべきだ。食べ物をあなたの薬にしなさい」と言いました。アーユルベーダ（インドの伝統的医学）の格言にも、「食事が間違っているとき、薬は使う意味がない。食事が正しいとき、薬は必要ない」というものがあります。

■断食は、飛躍的な成長や劇的な変化を促進させる

「断食は哲学への門」といわれています。

ソクラテス、エピロクス、アリストテレス、プラトンなど、古代ギリシャの哲学者は、定期的に断食を行い、弟子たちにも断食をすすめていたという記録が残っています。

そこに記された断食の効用とは次のようなものです。

「体の毒素が取り除かれると、より高いレベルで物事を考え始め、心は高く舞い上がり、浄化され、生まれ変わった体と心に新しい世界が広がる」

断食が、体のみならず、精神のデトックス（解毒）にも作用することの表れです。

ここまでにもすでに何度か登場していますが、ある日突然、開眼して、一気に視野が開け、思考力が高まる状態を、私は「脳が拓く」と呼んでいます。これは、驚異的に脳の機能が高まり、精神の集中とリラックスを意味するα波がいつでも出せる体質に変わった状態をさしています。そして、脳を拓くために最も有効なプログラムが断食なのです。

断食中には、α波の発生を促すケトン体の量が増えることがわかっています。

たとえば、釈迦やキリストが断食をして悟りを開いたことも、その証だと私は考えています。洋の東西を問わず、断食を取り入れた修行をする宗教が多いのも、脳を拓くためだといえます。

断食は、α波を自在に出せるようにする訓練でもあります。

逆にいえば、α波が出る脳にしないと、脳は拓かれません。

私が以前にアメリカで出会ったドクターも、毎週断食すると頭がよくなるというのが持論でした。人間は、誰でも飛躍的な成長や劇的な変化を遂げる可能性を秘めています。あとはそのきっかけをつかめばいいだけなのです。

断食は必ずそのきっかけになってくれます。

有害物質のデトックスは必須

1人目のマエストロ「自然の良質な食べ物」のところでお話ししたように、私たちは食生活に気をつけていないと、有害物質がどんどん体内に入ってきます。

加工食品のラベルには、たくさんの食品添加物の名前が記されています。化学調味料、乳化剤、結着剤、着色料、pH調整剤、酸化防止剤、保存料……。そのほとんどが人工的なものであり、体に悪影響を及ぼすものばかりです。

また、水道水からは鉛やアルミニウム、マグロなどの魚介類からは水銀、排気ガスに汚染された空気からはカドミウム、農薬からはヒ素といった有害ミネラルを、養殖魚からはダイオキシンやPCBなどの環境ホルモンを、私たちの体内に取り込んでいます。

こうしたものをまったく摂取しないで生活ができるかといえば、それは不可能でしょう。そのため、日常の食事から摂取された有害物質に体内が汚染され、慢性中毒化している可能性が高いのです。

それに加えて、ほとんどの人が食べすぎています。その食事内容も決してよいものとはいえません。ファストフードやコンビニ食品、白砂糖がたっぷり入った加工食品などを日常的に食べることによって、体内のpHが酸性に傾きやすくなっています。

現代人のほとんどが、毒物をため込んだ「毒性体質」、酸性に傾きやすい「酸性体質」に陥っていると考えられます。

そのため、消化吸収能力は衰え、細胞に必要な栄養が届かないばかりか、有害な物質ばかりが体内にはびこり、機能不全の原因となってしまいます。しかも、毒物は排泄しにくいので体内に蓄積し、ますます心身のトラブルを招いてしまいます。

この悪循環を断ち切り、リセットするためにも、定期的に行いたいのが断食です。

これらの毒を排出するのに、断食はとても有効なのです。

断食によって炭水化物が摂取されないと、脳はブドウ糖が供給されない危機を察し、「糖新生」といって主に脂肪をブドウ糖に変えて適応しようとするため、脂肪の燃焼率が飛躍的に高まります。

体内に入った食品添加物、農薬、環境ホルモンなどの有害物質は脂肪組織にたまりやすいため、脂肪が燃えると、脂肪に取り込まれていた有害物質は血液中に遊離し、最終的に体外への排泄が促されるのです。

このことを証明したひとつの事件があります。

１９６０年代に北九州で起こった「カネミ油症」という食品公害は、植物油に混入したＰＣＢが主な原因でした。症状は発疹《はっしん》や脱毛、肝機能障害、神経障害などさまざまで、妊娠中にＰＣＢ混入油を常用した女性から生まれた赤ん坊の肌に黒い色素が沈着するという痛ましい例もありました。

なかなか治療法が見つからず、模索する中、断食療法がめざましい効果を上げたのです。神経障害では95・６％、皮膚障害では83％という驚くべき改善率で、政府もこの効果を認め、断食療法を正式採用したのです。

ここでひとつ、頭に入れておいていただきたいのは、カネミ油症の件でもわかるように、胎児は母親の食べた物の影響をダイレクトに受けるということです。さらに、日本人女性の母乳中のPCBとダイオキシン濃度は、世界的にみても高濃度であることが知られており、その大きな理由として環境汚染の影響を受けた食べ物の摂取が疑われています。生まれてからも、子供は悪影響を受け続けるわけです。

妊娠中の断食は、胎児の発育を考えるとおすすめできません。妊娠前のふだんの食事から気を配り、定期的な断食によってデトックスを心がけておくことで、やがて生まれてくる子供を守ることができるのです。


私は、ビタミンやミネラルなどの摂取量をキープしながら、総摂取エネルギーを通常の65～70％に落とすことを「CRON（Calorie Restriction with Optimal Nutrition）＝最善の栄養のもとでのカロリー制限」と呼んでいます。単に摂取エネルギーを減らすだけではない点が、CRONの最大の特徴です。

この方法によって寿命が延びることが、アメリカでは1930年代からマウスや猿の動物実験で報告されており、生物にとって普遍的な長寿プログラムと考えられてきました。

２０００年、米マサチューセッツ工科大学のレオナルド・ガレンテ博士が、長寿遺伝子「サーチュイン（Sirtuin）」を発見し、このサーチュインが活性化すると寿命が延びることを明らかにしました。

サーチュインは、ガンの抑制、活性酸素の消去、筋力の強化、糖尿病の予防、脂肪の燃焼、老化の抑制といった数々の役割を持つ遺伝子のグループで、どんな生物にも存在することが確認されています。

ただし、常に働いているわけではなく、あるきっかけがないと活性化しないことがわかっていました。そして、その引き金となるのが「少ない食料」であることが博士の研究によって突き止められたのです。

日本では昔から、健康のためには腹八分目がよいといわれてきました。少食はさまざまな意味で体によいことを、体験的に知っていたのです。

これは、現代人がイメージする「カロリー控えめ」な食事とは意味が異なります。

「マゴワヤサシイ」食のような、N／Cレート（1キロカロリー当たりの栄養価）の高い、〝栄養の豊富な〟食べ物を「少なく食べる」ことがポイントなのです。

そして、今、食べすぎないことこそ、若々しさの秘訣、長寿の秘訣であることが科学によって証明されました。ただし、少食なればこそ、「何を、どう食べるか」の選択が、ますます重要になってくるのです。

■究極の若返り法、長寿法である

断食は、脳の機能を飛躍的に高め、細胞本来の機能を活性化させる究極の若返り法です。

ここで、沖縄で自然養鶏をしている生産者の方にうかがった、興味深いエピソードを紹介しましょう。

鶏は、卵を産み始めて1年ぐらいすると、だんだんくたびれてくるのだそうです。産む卵が水っぽくなり、産卵率が下がり、羽に艶《つや》がなくなる。そんなとき、3日間の断食をさせるそうです。すると、昨日卵を産み始めたばかりの鶏と見分けがつかないほど若返り、産み落とす卵も若鶏と変わらない質に戻るといいます。

その後、古い羽は抜け落ち、若々しくしなやかな羽と生え換わります。これを「強制換羽」というそうです。

動物の話でいえば、旭山動物園がえさの与え方を変えた話が有名です。生気がなく、今ひとつ魅力に欠けた動物たちに、極力えさを与えないようにしたところ、野生本来の生き生きとした動きを見せるようになり、一気に動物園の人気が高まったということです。

野生動物は、動物園で飼育されるのと違い、毎日えさにありつけるわけではありません。自然の摂理にかなうことをした結果がこれなのです。

人間も、日常的な少食と、定期的な断食の組み合わせで、体内環境は改善され、細胞は本来の働きを回復し、若々しさがよみがえります。

脳の血流は加齢と共に減少していくので、断食によって老廃物を取り除いて血流を改善することは、脳の老化を防ぐ意味でも重要なのです。

また、断食をすれば、過食でオーバーワークになっている消化器系を休めることができます。その分、傷んだ細胞の修復や再生が活発に行われ、老廃物がスムーズに排出されて、細胞や組織の機能が回復します。

また、断食後には、休んだ消化器系の働きが高まります。さらに、腸内環境が整い、免疫力が上がるのもメリットです。腸内環境を悪化させる悪玉菌が増えてしまう大きな原因は、過食や食事の乱れ、ストレスだといわれています。

食べることをいったん止めれば、体内のすべての組織や器官にエネルギーがみなぎり、自然治癒力が高まるのです。

■眠った遺伝子にスイッチを入れる

ある男性が、高校3年生のときに髄膜炎になり、42℃という高熱が続いて、医師からは「命が助かっても、失明の可能性が高い」という宣告を受けました。

幸い、2カ月近くの入院を経て快復し、退院できたのですが、ふたつの後遺症が残ったといいます。ひとつは視力が落ちたこと、もうひとつは自分でも驚くほど記憶力がアップしたことです。

後者はよい後遺症ですが、その記憶力は尋常ではありません。本を一度読むと、最初から最後までそらで言える、地図7～8ページ分を暗記できる、人に会うと顔の画像が脳に残る……。

入院のため、出席日数が足りなかったのですが、退院後猛勉強して、東大理Ⅱに現役合格を果たしました。物理学で博士号を取り、現在も研究を続け、ノーベル賞に匹敵する成果をあげているといいます。

この話を聞いて、みなさんは、なんという不思議なことだと思われるかもしれません。まさに奇跡としかいいようがないことです。

しかし、これもまた科学的な根拠によって説明できることなのです。

人間は、体温よりも数℃高い環境にさらされたとき、この温熱障害に抵抗する働きのあるタンパク質をつくります。これを熱ショックタンパク質（ＨＳＰ：Heat Shock Protein）といいます。生命が危機的なストレスにさらされたときに、それに対応して自己を守るための防御反応で、「細胞危機対応タンパク質」の役割を担っています。

HSPは、タンパク質の「品質管理役」としてなくてはならない働きをする「介助役＝シャペロン（舞踏会でドレスを着せるヘルパーの意）」タンパク質のひとつです。

シャペロンタンパク質は、体内で再生途中にあるタンパク質の形を正しく整えて、きちんと働くように仕上げる機能を持っています。

また、古くなって老朽化したタンパク質を廃棄処分にする指令を出すほか、アミノ酸にリサイクルするための分解処理にも重要な働きをしています。

シャペロンタンパク質は、細胞のエネルギー合成工場のミトコンドリアや小胞体にタンパク質を出入りさせるときにも関わっています。また、アルツハイマー病の患者ではシャペロンタンパク質がうまく働いていないために、発症要因として疑われているアミロイドタンパク質が脳に凝集・沈着しているという説もあるくらい、重要な働きをしています。

これまでは、加熱によって変性したタンパク質を、元の状態に戻すことは不可能だと考えられていました。たとえば、一度茹で卵にしてしまった卵は、もう二度と生卵に戻すことはできません。

しかし、シャペロンタンパク質の発見によって、変性したタンパク質を元の状態に戻すことができる可能性が広がったのです。これは実に画期的な発見で、ノーベル賞に匹敵するくらいの偉大な研究です。この研究がもっと進めば、アンチエイジングやガンの治療など、あらゆる分野に応用されるようになるでしょう。

最近注目されている温熱療法（ハイパーサーミア）も、このシャペロンタンパク質のひとつであるＨＳＰの働きを利用しています。ガンの組織は正常な組織に比べて熱に弱いという特徴があり、42℃以上の温度で死んでしまうことが知られています。

正常な組織は44℃までの熱には耐えられるので、この差を利用して温熱療法が研究されてきました。すでに、欧米では医療現場で積極的に活用されています。

最近のガン治療では、免疫力を重視したTumor Dormancy（腫瘍休眠＝ガンを寝かせておく）という考え方が注目されており、欧米では、患者のＱＯＬ（生活の質）の向上にさらに重きを置く治療法として、腫瘍休眠療法を取り入れる医師が増えてきています。

温熱療法ではガン細胞の縮小だけでなく、体温が上がることでβ－エンドルフィンのようなモルヒネ様物質の産生が脳内で促され、患者の気分が高揚するため、疼《とう》痛《つう》の減少、食欲の増進、倦怠感《けんたいかん》の改善などＱＯＬの向上にも貢献します。温熱療法は抗ガン剤のような副作用もなく、侵襲性（患者へのダメージ度合い）の低い治療法なので、食道、肺、胃、肝臓、膵臓、膀胱、子宮、卵巣、前立腺、直腸、軟部組織など、白血病を除くほとんどのガンに対して有効とされる画期的な治療法ということで、近年注目されています。

温熱療法は、効果的に多くのＨＳＰを個々の細胞内に誘導することができ、細胞がさらに強いストレスにさらされたとき、細胞がより延命できるように働きます。直接ガン細胞を熱攻めにするというよりも、むしろ適度な加温によってHSPの合成を誘導することで、全身の免疫を活性化し、さらなる抗ガン作用を発揮します。

私の知っているクリニックでも、温熱療法と断食を組み合わせることで、末期ガンの患者が元気を取り戻したという、奇跡のようなことがたくさん起こっています。

ここで重要なのは、温熱療法だけでも断食だけでもなく、両方をセットにして、しかも栄養療法をプラスして行っていることです。

抗酸化栄養素によって活性酸素の害から体を守りながら、温熱療法と断食によって長寿遺伝子のスイッチを入れ、タンパク質の修復をはかることは、末期ガン患者にとっては特に、抗ガン剤のような侵襲性の高い薬よりもはるかに有効な治療法でしょう。

一方で、「抗ガン剤との共存」の可能性に期待を持てるような研究結果も、海外で報告されています。そしてここでも、やはり断食が重要なカギを握っているのです。

2008年に、南カリフォルニア大学の研究チームによって発表された、断食と抗ガン剤の関連についての研究があります。これは、脳腫瘍のガン細胞を注射したマウスに抗ガン剤を大量投与し、投与前に48時間および60時間の絶食状態にしたマウスと、絶食状態にしていないマウスとの結果を比較したものです。

その結果、絶食していないマウスは、運動機能が低下したり、毛並みが悪くなったりするなど、抗ガン剤の毒性による副作用を受けていたのに対して、48時間絶食したマウスにはそういった問題がみられませんでした。さらに、60時間絶食させたマウスとの比較実験では、より増量した抗ガン剤が投与されました。そのため、絶食させていないマウスは5日目にすべて死亡しましたが、絶食させたマウスはなんと5日目でもすべて生存していました。しかも、絶食による体重減少が抗ガン剤による治療後にほとんどのマウスで回復し、副作用の兆候もみられなかったといいます。

南カリフォルニア大学の研究チームはこの結果について、健康な細胞が「シールドモード」に入ったのだと説明しています。この発表では、飢餓などの高ストレス状態にさらされた際に、過酷な環境の下でも何とか生き延びるための手段として、細胞を保護するスイッチがオンになるというのです。研究チームは、断食によって正常な細胞が保護され、ガン細胞のみ治療することが可能であると結論付けています。

シャペロンタンパク質の研究が進むにつれて、タンパク質の再生に働いて脳を活性化したり、長寿遺伝子のスイッチを入れたりすることがわかってきました。そして、シャペロンタンパク質は熱ショックだけでなく、低グルコース、低酸素、虚血、厳寒のような、細胞が危機にひんするようなストレスに反応して活性化されます。ここがとても重要なところです。

低グルコースというのは、脳にとって、最も強いストレスになります。脳はグルコース（ブドウ糖）をエネルギーにして、その活動をまかなっているからです。つまり、断食によってこの低グルコース状態を人為的につくり出すことで、シャペロンタンパク質が働き、脳が活性化されて、長寿遺伝子にスイッチが入るのです。

京都大学名誉教授の永田和宏博士は、細胞生物学・分子生物学研究の第一人者で、シャペロンタンパク質による細胞機能制御に関する研究では、世界的に有名な科学者です。

この永田博士の実験で非常に興味深いデータがあります。

それは、シャペロンタンパク質と虚血に関する実験です。マウスの脳の一部を人工的に30分間貧血状態にして虚血させたケースでは、元どおりに戻して（再灌流《さいかんりゅう》）から7日後には、神経細胞の多くが死んで脱落していました。

ところが、事前に5分間だけ虚血させ、再灌流2日後に同じように30分間虚血させたマウスでは、再灌流7日後も、神経細胞は死にませんでした。

正常なマウスの脳と、まったく区別がつかなかったのです。


虚血による低酸素状態は、脳にとって、最も強いストレスになります。脳に酸素が供給されなければ、動物は生きていけません。

長期間の脳虚血は、脳梗塞の原因になります。

また、タンパク質の変性が起こって、神経細胞も死んでしまいます。これが、脳梗塞発症後の後遺症の原因になります。

実験の結果からは、短期間の虚血状態をつくり出すことで適度なストレスが与えられ、シャペロンタンパク質が発動し、ストレスに対して耐性を獲得することができたと考えられます。

シャペロンタンパク質の発見が画期的だったのは、このタンパク質の働きによって、従来までは経験的に漠然と理解されていたさまざまな事柄に、科学的な裏付けができるようになったことです。

たとえば、マラソンなどによく使われる「高地トレーニング」の有効性も実証してくれます。「高地トレーニング」のキーワードは低酸素です。高地トレーニングは、低酸素状態に長期間さらされることによって、その環境に対して強くなるという遺伝子の働きを利用しています。

赤血球の遺伝子転写が引き金となって、低酸素に対応するための物質が出現します。

さらに高地では、気圧や気温も低くなるので、ヘモグロビンから酸素を切り離す物質が増加し、足の筋肉から筋細胞にまで酸素が行き渡りやすい状態がつくられます。

従来までの考え方では、ここまではわかっていました。しかし、分子シャペロンの理論によって、低酸素や寒さでシャペロンタンパク質が発動し、より肺機能が強化されたとさらに詳しく説明できるのです。

天台宗比叡山延暦寺には「千日回峰行」という過酷な荒行があります。それは7年の歳月を費やし、1000日間で地球1周分の約4万キロを歩くというすさまじいものです。

毎日、深夜2時に出発し、6時間かけて比叡山の峰々をほとんど駆け足で踏破。さらには、9日間の断食、断水、不眠、不臥で祈る「堂入り」の苦行にも耐えなければなりません。

2009年9月にこの偉業を成し遂げ、50人目の大阿闍梨《だいあじゃり》となった光永圓道《えんどう》氏は、最終年の4月に右足を負傷し、激痛に苦しみながら、死を覚悟しました。この修行には、挫折した行者は命を絶つという不文律があるからです。

ところが、わらじに足を入れた途端、何かに背中を押されるように、また一歩踏み出すことができ、再び歩き始められたといいます。

光永氏は、支えてくれた人々の思いが追い風となったと語っています。脳はそれまで体験したことのない「苦痛（負荷）」にあうと、シャペロンタンパク質が働いて、それまで稼働していなかったシステムのスイッチを入れるのです。彼の場合も、断食、断水、不眠、不臥という厳しいストレスによって、脳を拓くスイッチが入ったのでしょう。

9日間にわたって、断食、断水、不眠、不臥で祈り続ける苦行に耐えられるのも、「食べないこと」に重要なカギがあります。

もしこれが、食事を食べてもいいから他の行だけ続けなさいというものだったら、おそらく絶対に達成することはできないでしょう。

ものを一切食べずに飢餓状態に追い込むからこそ、眠らなくても耐えられるのです。

このメカニズムもまた、最新の科学がヒントを与えてくれます。

１９９８年に発見された神経伝達物質の「オレキシン」は、視床下部から分泌され、睡眠と覚醒に深く関与している物質です。

このオレキシンには、交感神経を活性化して、ストレスホルモンの分泌を促し、意識や注意力を高める働きがあることがわかりました。

ほ乳類においては、オレキシンが適切な状態で機能することによって、覚醒状態が維持されていると考えられます。野生動物は、空腹になるとエサを探すために覚醒レベルを上昇させて、身体機能や行動力をより向上させる必要があります。

私たちが空腹時に頭がさえて眠れなくなるのも、血糖値の低下によって、覚醒物質であるオレキシンをつくるニューロンが活性化されるからです。

つまり、断食を行うことでオレキシンがより多く分泌されるので、不眠不休の荒行にも耐えることができると考えられるのです。

序章で紹介したメスナーのトレーニングも、大阿闍梨の荒行も、標高差の大きな山を短時間で駆け登るという共通点がありました。つまり、低酸素や厳寒、気圧の急激な変化などの複数のストレスによって、脳を拓くシャペロンタンパク質のスイッチを、いっそう強力に押すことができたのだと考えられます。

昔からヨガの行者や密教の修験者たちは、このような厳しい修行を通して脳を拓き、超人的な能力を獲得してきました。修行をすることと超人になるという結果との間には、何らかの因果関係があることは間違いないと経験から知ってはいても、それを科学的に説明する手段がなかっただけなのです。

とはいえ私たちは、メスナーのように、生命の危機にひんするような荒行を、いきなり体験するわけにはいきません。しかしその他のトレーニングである、肉類を食べない、血液をきれいにする、朝に冷水のシャワーを浴びる、腹式呼吸（瞑想）を毎日行うという項目は、今日からでも実行することが可能です。

そして、週に1回は断食を行うことも、そう難しいことではありません。

私は酵素栄養学を研究する過程で、食物酵素を豊富に含むジュースを使った断食を行うことを考えました。1人目のマエストロ「自然の良質な食べ物」のローフードのところで述べたように、食物酵素のパワーを断食にプラスすることで、もっと効果的な断食が行えると直感したからです。

ではなぜ、従来行われていた「水だけしか飲まない断食」ではだめなのでしょうか？

それには理由があります。

「食を断つ」ことによって、せっかく体内の酵素が消化以外の代謝活動に専念できるチャンスを得たというのに、その肝心の酵素が働くための共同因子（ビタミンやミネラル）が入手できないために、すべての代謝が停滞してしまうからです。

食物酵素とビタミンやミネラルを補うことで、体内酵素を最大限に働かせて、全身の細胞を修復する作業に専念させることが大切です。

断食の持つパワーと酵素の持つパワー、そしてビタミンやミネラルの持つパワー、この3つのパワーの相乗効果によって、子供からお年寄りまで、空腹を感じることなく誰にでも簡単に断食を行うことができると考え、良質の野菜や野草を発酵させたジュースにビタミン、ミネラルを加えた断食専用の特製ジュースを開発しました。

しかもこのジュースは発酵させているため、腸内の善玉菌を増やして、腸内環境を整える作用も期待できます。

「脳腸相関」といって、腸と脳とは密接な関係にあります。

断食を行って腸から宿便様物質を排出し、腸がきれいになると、腸から脳へ刺激が伝わって、脳の機能が飛躍的に向上すると考えられます。

これが、酵素ジュースを使った「山田式ミネラルファスティング」の大きな特徴です。

このジュースを使うことで、誰もが安全で簡単に断食が行え、しかも脳を拓くシャペロンタンパク質のスイッチをオンにするのと近い状態をつくり出すことができるのです。

今では多くのスポーツ選手や芸能人が日常的に断食を行うようになり、雑誌やブログでも断食の話題が出るほど、一般的に知られるようになりました。

しかし、まだまだダイエット目的で行われるケースがほとんどで、解毒や脳を拓くという明確な目的意識を持って断食を行っている人は少ないように感じられます。

全身の細胞を正しく機能させるためには解毒の習慣が必須です。

現代人にとって、断食による解毒は体内浄化の王様なのです。

Maestro 9人目 脳(マインド)

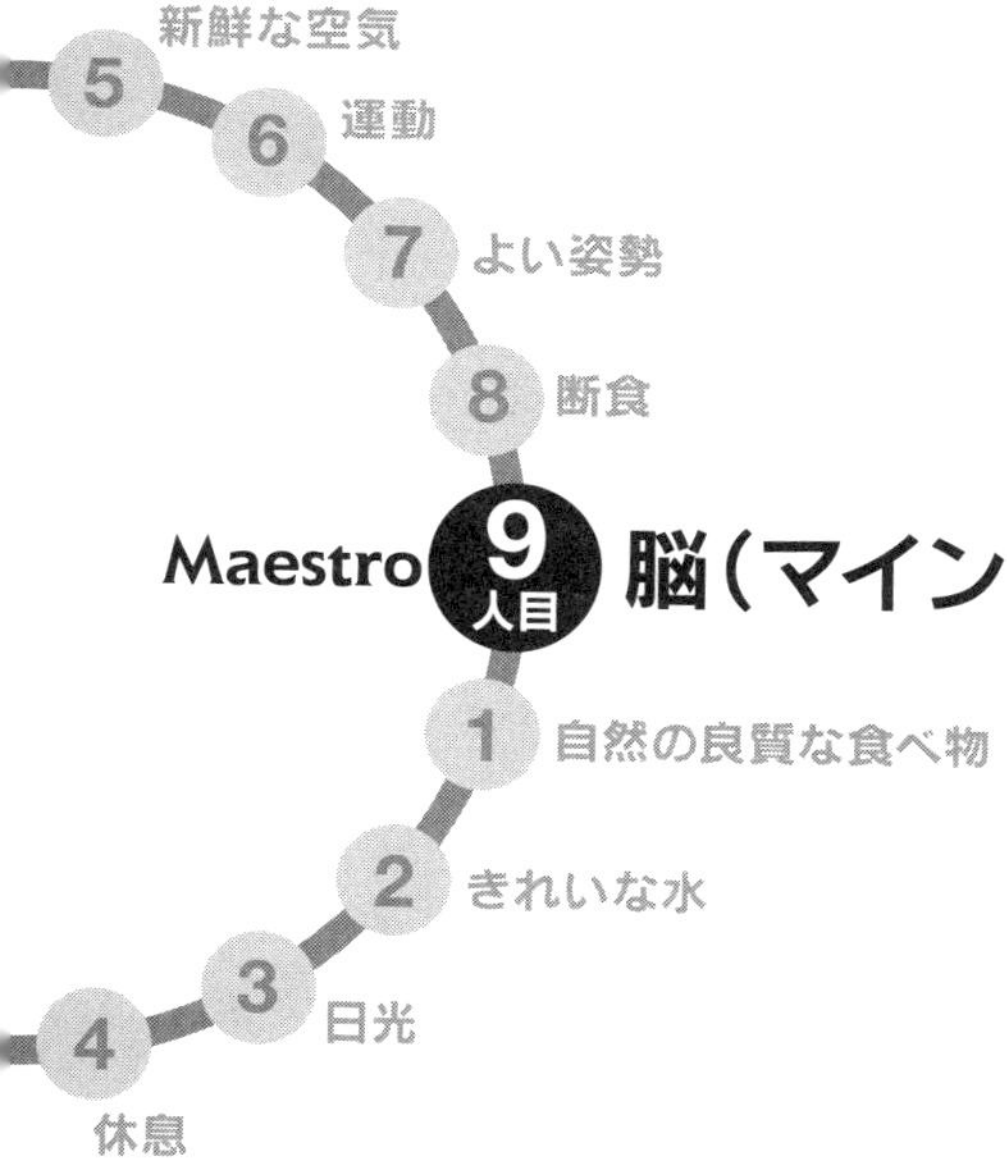

■五感は脳を喜ばせる

脳は、それ自体がひとつの宇宙にもたとえられます。脳にはまだまだ知られていない、無限の広がりと可能性が隠されています。人間の脳の複雑精緻《せいち》さに比べれば、スーパーコンピューターといえども、まだまだ足元にも及ばないでしょう。

脳を拓き、生きる喜びを心から味わうには、日常生活でも五感を磨き、脳が喜ぶ刺激を与えてやることが重要です。

先ほどの8人目のマエストロ「断食」を行うと、五感が研ぎ澄まされて、鋭敏になっていることがよくわかります。身の回りにある、ちょっとした小さな変化にも、すぐに気づいてしまいます。

脳が拓いていると幸運がやってくるという根拠には、普通の人ならば気づかずに見過ごしてしまう些細《ささい》な違いを敏感に感じとって、次の行動に活かすことができるという能力が磨かれることもあげられます。

また、早寝早起きの規則正しい生活がいい理由にも、いつも同じ行動をしていると、季節の変化だけでなく、心身の変化に対しても敏感になることがあげられます。

メジャーリーグで活躍しているイチロー選手も、このルーティーンワークをきっちり決めて、大切に守っていると聞きます。

朝起きたときから、食事も準備運動もトレーニングも、本番の試合に臨むまではいつも同じ時間に同じメニューを黙々とこなすことで、自分の体調の些細な変化を見逃さないように、細心の注意をはらっているのだと思います。

【味覚】

食べることは、最も本能的な喜びです。

五感が磨かれていると、不自然な食べ物を口にしたくなくなります。

私は、生のみずみずしい野菜を口にしたとき、美味しいお茶を一口飲んだとき、その瞬間にいつも「美味しいな、ありがたいな、幸福だな」と、心から思います。

過食をやめ、定期的なミネラルファスティングを行うことで、味覚に限らずさまざまな感性がどんどん研ぎ澄まされていきます。不自然なものを体が受け入れなくなっていきます。

現代の私たちの食生活は、よほど気をつけていないと、有害物質がどんどん体内に入ってきます。

たとえば、子供たちが日常的に食べているスナック菓子には、精製した白砂糖、トランス脂肪を含む質の悪い食用油、精製した食塩、化学調味料などの食品添加物がたくさん使われています。

これらで構成された「精製カルテット」は、子供たちの味覚を狂わせているだけではありません。アルコールやニコチンと同じように依存性があるため、食べることが止められなくなって、結果的に子供たちが肥満になる原因をつくっています。

また、スナック菓子は油まみれ砂糖まみれで、栄養的な価値が空っぽの食品です。

そのため、お腹がふくれて食事がおろそかになる上に、栄養バランスを乱し、さまざまな健康トラブルの原因にもなっています。

味覚が異常になると、素材の持つ自然な味わいがわからなくなり、もっと強い刺激がないと「おいしい」と感じなくなります。

スナック菓子が世に登場してから、もう30年以上たちます。スナック菓子で育った子供が、今度は親の世代になりました。その親に育てられた今の子供たちの味覚は、私たちの想像以上に、危険な状態に陥っていると考えられます。

私が、「自然なものを食べましょう」「定期的に断食して味覚を正常に戻しましょう」とみなさんにおすすめするのは、みなさんのためだけではなく、家族や次の世代の子供たちのためでもあるのです。

【嗅覚】

匂いの成分は、鼻から大脳に入り、神経や各臓器に作用し、悪い臭いはストレスを、よい香りはリラクゼーション効果をもたらすことがわかっています。

香りの効果でストレスや症状を緩和して病気の改善に役立てる自然療法のひとつ

にアロマセラピーがあります。

アロマセラピーの効果は、香りをかぐことで精神が安定するリラックス効果だけではありません。血流改善作用、抗菌作用、抗ウイルス作用、抗炎症作用、鎮咳作用、鎮痛作用など多岐にわたる効果が期待できます。

冷え性、生理不順、マタニティ・ブルー、更年期障害など女性特有のトラブルに関しても、アロマセラピーの有効性が実証されています。

また最近では、香りをかぐことによるダイエット効果（交感神経を優位にして脂肪燃焼に働く）や睡眠改善効果（副交感神経を優位にして鎮静、疲労感の軽減に働く）の研究も進んでいます。

香りの研究は始まったばかりで、今はまだ臨床例も少ないですが、今後はいろいろな分野で応用されていくことでしょう。

私の早朝散歩のコースには下鴨神社や京都御所があります。そのどちらにも見事な梅の木があります。

今でこそ、日本の花といえば桜をイメージしますが、『万葉集』の時代では、花といえば梅の花のことでした。

桜は、もっぱら咲いた花を目で見て楽しみます。それに比べて、梅は香りを楽しむ花でもあります。厳しい冬の寒さを乗り越えて咲く梅の花は、花自体は桜よりも地味ですが、他に形容できない、何ともかぐわしい香りがします。特に夜は、花の姿をはっきりと見ることはできません。しかし、鼻腔をくすぐる、ふくいくたる花の香りを楽しむには、夜の梅ほどふさわしい花はないでしょう。

ゴッホの『日本趣味・花咲く梅の木』という作品は、歌川広重の浮世絵『名所江戸百景』の中の「亀戸梅屋舗」を模写したものです。この「亀戸梅屋舗」は、将軍徳川吉宗が鷹狩りの帰りに、梅の香りに誘われて訪れたことでも有名です。

菅原道真が大宰府に左遷されるときに詠んだ「東風《こち》吹かば　匂ひをこせよ　梅の花　主なしとて　春な忘れそ」という歌が、いつまでも人の心を打つように、日本人は昔から梅の花の香りを愛していました。

また、下鴨神社の境内には、糺《ただす》の森という広大な原生林があります。東京ドームがすっぽり3つ以上入るほどの規模です。都市部の私鉄駅から10分歩いただけで、このような原生林が広がっているのは非常に珍しい例でしょう。ここを散歩していると、朝の森のすがすがしい「気」を全身で感じることができます。

太古から続く木々から生じる生命力のなせるわざでしょうか、朝もやの立ちこめる糺の森の幻想的な風景は、人智の及ばない自然の神秘が色濃く感じられます。

肌を心地よく通り過ぎてゆく風の気配、鳥のさえずり、そしてなによりもかぐわしい樹木の匂いがします。森林には、樹木が発散するフィトンチッドと呼ばれる揮発性物質が満ちています。この成分には殺菌力だけでなく、脳に直接作用して、人を癒す働きがあることが知られています。

【聴覚】

■音楽はダイレクトに脳を拓く

私の人生で何がよかったかといえば、青春時代の多感なときにモーツァルトやベートーベンなどの素晴らしいクラシック音楽と出合えたことです。

18歳のとき、友人にすすめられて通信販売で購入した、『協奏曲集』というタイトルのレコードから流れる音楽に魅せられ、当時はほぼ毎日、夜遅くまで繰り返し聴いていました。

今、私の部屋には、その頃からずっと聴き続けてきたレコードが900枚近くあります。こうした数多くの素晴らしい音楽との出合いが、自分の人生を根幹から支えてくれたのだと心から思います。


人類はさまざまな素晴らしい芸術作品を創造してきました、それが優れたものであればあるほど、国境を越えてより多くの人に、より長い年月愛されて、永遠の生命を持ち続けています。

そうした人類が創造した素晴らしい芸術作品の中でも、音楽は最も「神」に近い存在であるというのが私の持論です。

五感のすべてが脳を刺激しますが、中でも耳から入ってくる音の刺激は特別です。聴覚は、生まれて最も初期の段階から活発に働きます。たとえば、赤ちゃんが最初に体験するのは「聴くこと」です。妊娠20週くらいでも、胎児の聴覚の神経細胞はかなり成長しているというデータもあります。このように、聴覚は生まれる前から機能しており、胎児のときから母親の心音を聴き、胎教の一環として流した音楽や両親の語りかけを聴いています。

私が音楽にこだわる理由は、脳が刺激され、どんどん拓かれるのを強く感じるからです。

タンパク質が音楽を奏でる

ここで、音楽の持つ限りない神秘と可能性を物語る、興味深い話をひとつご紹介しましょう。

みなさんは「トマトに音楽を聴かせると生長が早くなる」という話を聞いたことがありますか？　トマトには耳がないはずなのに、どうして音楽がわかるのでしょうか。

２０１０年に開催された上海万博の日本館でも、クラシック音楽を聴かせて熟成させたという焼酎が出品されていました。このように、お酒や農産物などに音楽を聴かせる熟成法や栽培法は比較的よく知られています。一般的には、音による空気の震動が、酵母や水分子の状態によい影響を与えるためと考えられています。

しかし、深川洋一氏の『生命の暗号を聴く』（小学館）を読むと、フランスのステルンナイメール博士の面白い説が紹介されていました。そもそも、生体内のタンパク質には音楽性が秘められているというのです。

酵素であれホルモンであれタンパク質は20種類のアミノ酸の組み合わせからできています。そうしてできあがるタンパク質の種類は膨大です。そして、その一つひとつのアミノ酸配列はもちろん異なります。

アミノ酸が集まってタンパク質が合成されるときに、「スケーリング波動」というものが発生します。その振動数を音符に変換すると、それぞれのタンパク質固有のメロディになるというのです。

その中から、たとえばトマトの生長に関わるタンパク質のメロディをトマトに聴かせれば、実際に生長が早まり、開花に関わるメロディを聴かせれば、咲かせる花の数が増えるといいます。「ヘモグロビンの音楽」を貧血の人に聴かせたところ、症状が改善したケースもあるというのですから、本当だろうかと驚きます。

それだけではありません。あるメロディはビバルディの「春」、あるメロディは「アルプス一万尺」にとてもよく似ており、最も多いのはモーツァルトとベートーベンの曲に似たメロディなのだそうです。

実際に、ピアノで演奏してみたところ、聴き慣れたメロディが本当に聴こえてきたのでびっくりしました。


では、なぜ、他の音楽ではなくクラシック音楽が「タンパク質に選ばれる」のでしょうか。さまざまな種類の音楽の中でも、クラシック音楽は特に和音やリズムが多種多様で、倍音の効果や高周波音の変動が豊かな音楽です。中でもモーツァルトの音楽は、３５００〜４５００ヘルツの高周波音によって、いっそう「ゆらぎ」の効果が高まるのではないかと考えられています。

フランスのアルフレッド・A・トマティス博士は、音が脳に与える影響を研究しました。博士の研究によって、不快な雑音はストレスや緊張をもたらし、集中力や思考能力を妨げること、一方で、モーツァルトに代表されるクラシック音楽の名曲は、聴覚を刺激して、さまざまな生体機能によい影響を与えることがわかりました。

特にモーツァルトの音楽は、心身の健康を維持増進し、病気を改善するために有効であることが証明されており、さまざまな音楽療法のプログラムに取り入れられています。

中国地方へ講演に行ったときにも、モーツァルトの音楽を聴かせて熟成させたというトマトジュースが「音楽熟成」というラベルを貼って売られていました。

お酒やトマトが聴いても効果があるというのですから、これを人間が聴かない手はありません。妊娠中の女性や赤ちゃんが、こういった音楽を聴いていれば、きっと健康で頭のいい子になることでしょう。

私たち人間がまだまだ知らないこうした「奇跡」が、分子レベルでは随所に存在しています。これらの詳細なメカニズムが解明され、新たな治療法などとして確立する日がくるのも、そう遠くないかもしれません。

【視覚】

「音楽は（聴くものではなく）見るもの、絵画は（見るものではなく）聴くもの」といった人がいました。素晴らしい音楽や絵画は、人をそんな気持ちにするほど、私たちにまざまざと情景を思い浮かべさせてくれます。

美しい自然や、芸術にふれることは、脳にとっても大きな喜びになります。特に自然の風景は、視覚を通じて最良の刺激になり、芸術的な感性も豊かにしてくれます。

ヨーロッパには「カントリー・ジェントルメン」という言葉があります。自分なりに納得のいく仕事をして社会に貢献できたと思ったら、さっさと引退して、田舎で自然の風景を愛しながらのんびり暮らすことが理想的な生き方であり、いつまでも地位や名誉にしがみついているのはみっともないことだという考え方です。

有名な芸術家たちもまた、自然の素晴らしい場所にアトリエを築きました。

毎日自然の風景をながめながら芸術作品を生み出しつつ、土いじりをして暮らしていれば、目も手先も足腰も適度な刺激によって活性化し、脳も生き生きとして、健康的に余生を送ることができるでしょう。芸術的な感性も磨かれるはずです。

同様の考え方は古代中国にもみられ、地位と名誉を得た官僚たちは、引退して文人墨客となることを夢見ていました。古代中国の素晴らしい文学や芸術は、こうした自然を愛する隠遁者《いんとんしゃ》の手によって生まれてきたのです。

日本でも、中世には「隠者の文学」として、世俗を離れてひとりで自然の中で生活する道を選んだ僧侶や隠者などによって、和歌や随筆、日記などの著名な文学作品が書かれています。

私が愛してやまない西行の和歌や吉田兼好の『徒然草』、鴨長明の『方丈記』などは、その「隠者の文学」を代表する名作です。

自然に背かず、自然と共に生きることは、視覚を刺激する芸術的な観点からも理想的な生き方なのです。

【触覚】

触覚は全身に張り巡らされており、生物にとって最も基本的な感覚です。2人目のマエストロ「きれいな水」のところで水中出産を紹介しましたが、そのパイオニアであるフランスのミシェル・オダン博士によれば、新生児期の環境は、その人間の生涯を決定するぐらい重要であるといいます。

赤ちゃんにとって、母親に抱き上げてもらって体にふれられること、そして赤ちゃん自身も母親の体にさわることが、何よりの癒しになります。母親のスキンシップがない状態は、赤ちゃんにとって強いストレスになり、ホルモンバランスを乱してしまうことにもつながります。

オダン博士は、成人期のホルモンの分泌能力、ストレスに対する適応能力、感情のコントロール能力、免疫力なども、この新生児期の環境によって左右されると考えています。

赤ちゃんのときのスキンシップ不足が、大人になってからの健康状態にまで影響を与えるというのですから、実に恐ろしいことですね。

類人猿などのグルーミングには生理的なケアの側面と、不安や緊張をほぐして、グループ内のコミュニケーションをとるという精神的な側面があることが知られています。

このグルーミングを応用した自然療法に、タッピング・タッチというものがあります。患者さんの体を両手の指先の腹を使って15～30分ほど優しく軽くタッチするだけで、精神の不安や緊張が緩和され、不眠や下痢が治ります。

研究によって、優しく体をさすってもらうだけで、セロトニンやα波が増えることがわかっています。セロトニンには、うつや不安、痛みや不快感を緩和する働きがあり、これが間接的に治癒力を高めると考えられます。

このタッピング・タッチは、海外では病院、介護施設だけでなく、戦地や被災地で罹災《りさい》した人たちの心のケアにも応用されています。

嬉《うれ》しいときも悲しいときも、私たちはふれあうことで、喜びをいっそう高め、悲しみを癒してきました。

野球やバレーボールの中継を観ていると、選手たちは、頻繁にハイタッチをしています。また、勝利の瞬間には、抱き合って喜びを全身で表現しています。スキンシップというのは、親子や異性間だけに有効なのではなく、良好なコミュニケーションをとるためにも、非常に重要な行為だということの表れです。

また、手を動かしてものをつくる喜びを感じることは、人間に与えられた特権です。

指先からの刺激は、脳を活性化させ、老化を予防してくれます。音楽家や画家、伝統工芸の職人などに長寿の人が多い理由のひとつは、こんなところにあるのかもしれません。

楽器を演奏したり、絵を描いたりすることは、脳を拓く訓練に最適です。将棋や囲碁、陶芸、手芸などもよいでしょう。

高齢になると、男性よりも女性のほうが元気はつらつな人が多いのも、料理や家事などで毎日手先を動かしていた長年の積み重ねが影響しているのではないでしょうか。

■脳の健康も、食べ物の影響を強く受ける

五感に適切な刺激を与えることが脳を拓くポイントになることは、ここまででおわかりいただけたでしょうか。

そして、やはり、脳を拓くカギとなり、精神の状態に大きく影響を与えるのが食生活です。1人目のマエストロ「自然の良質な食べ物」は、9人目のマエストロ「脳（マインド）」とも密接に関連しています。

もののとらえ方や性格といわれているものは、脳の神経伝達やホルモン分泌によって変わります。こういった神経やホルモンの作用を形成するのが、食べ物からとった栄養素なのです。つまり、何を食べるかによって、精神状態を良くも悪くもするということです。

中でも、心を破壊してしまう代表的な食べ物が、乳製品、白砂糖、精製油、食品添加物の4つです。

こんな調査報告があります。

1977年、アレキサンダー・シャウス氏は執行猶予中の犯罪者をふたつのグループに分け、片方には乳製品と白砂糖を摂取しないように指示し、もう一方には何の指示もせずに、2年間にわたって経過を観察しました。すると、乳製品と白砂糖を摂取しなかったグループの再犯率は11・7％、何の指示もしなかったグループは33・8％という結果が出たのです。

また、1979年にカリフォルニア州の保護観察部が行った調査では、非行少年の食事には乳製品と白砂糖の過剰摂取傾向があったことが報告されています。また、最も問題行動の多い25人に対して、これらの食品を排除した食事を1カ月続けさせたところ、ほとんどの少年に性格や行動の改善が見られたといいます。

心と食べ物の関係性を決定的に裏付けたのが、同じくシャウス氏がニューヨーク市の教育責任者の依頼を受け、1979年から4年間にわたって行った、同市内のハイスクールでの大規模な実験結果です。

それは、学校のカフェテリアで出しているハンバーガー、フライドポテト、ホットドッグ、コーラ、チョコレートミルクなどのメニューに、少しずつ改善を加えて、生徒たちの成績や生活態度への影響を観察するというものでした。

1年目は、大量に含まれている精製油と砂糖を大幅にカット。その結果、全国標準となる州の学力テストで、平均点がいきなり8点上がりました。2年目に着色料と合成甘味料を使った食品を排除すると、平均点はさらに4点上がりました。3年目は内容を変更しなかったところ、平均点はほぼ横ばい。4年目に保存料を含む食品を排除すると、平均点はまた4点上がったのです。

この結果に対し、シャウス氏は「教師の給料を上げたわけでも、カリキュラムを変えたわけでもなく、食事を変えただけなのです」と報告しています。


また、環境破壊によって食べ物に入り込んでいる有害物質も、心に深刻な影響を与えます。

2003年のアメリカの神経科学学会で、オキシトシンというホルモンが人間の信頼関係を築くのに関係しているという発表がなされました。オキシトシンは母乳の出をよくしたり、育児中の母と子の絆《きずな》を深める行動にも関係しているとされます。

昨今、わが子を愛せないという母親が増えており、幼児虐待などの悲惨な事件が起きていますが、その一因は、このオキシトシンの分泌不足ではないかと推察されています。

そして、オキシトシンの分泌を減少させる大きな原因のひとつは、「環境ホルモン」ではないかと私は考えています。環境ホルモンは脂肪組織になじみやすく、体外に排出されにくいものです。意識的に断食を行うなどして脂肪を燃焼させ、デトックスしなければなりません。

心の健康を守るためにも、食の重要性、断食によるデトックスの重要性を強く認識していただきたいと思います。

■成功者へと導いてくれる脳の働き

アメリカのマクスウェル・モルツ博士が1960年代に提唱した「Psycho-Cybernetics（サイコサイバネティクス）」という理論があります。

それは「人間の脳には志向性があり、ある明確な目標を設定すると、無意識のうちに目標達成に向かうようになる」というものです。

人間はいったんポジティブなイメージと目標を持つと、無意識のうちにそこへ向かって行動するようになるのです。絶対成功するという強いイメージがあれば、別人のように積極的に行動することができるようになるのです。

短期的に失敗したとしても、逆境もプラスになり、それは必ず大きな力になる。逆境から逃げずに自分の運命を受容すれば、必ずよいことが起こる。長期的に見れば必ず成功する。私はそう信じています。

私は、成功する人と失敗する人の違いを比べたとき、能力や実力の差はそれほど大きいわけではなく、信念を持って最後までやり遂げられるかどうかだと考えています。

脳は、プラス思考の持ち主だけを、目標の実現へと導いてくれるのです。

ポジティブで建設的な考えは、成功と達成につながります。逆に、消極的な考えは破壊的で、無益や失敗につながり、前向きな結論にはとうてい到達できません。

健康的な心の強さや発想は、心や体にリラクゼーションをもたらしますが、不安と恐れは、心身のエネルギーの破壊や緊張、無気力をもたらし、遅かれ早かれ体にダメージをもたらします。

さらに激怒や激しい恐れ、ショック状態になると、脳や内臓の機能が低下し、下痢、便秘、頭痛、発熱などの症状を引き起こします。

健康も幸せも、やはり心の持ちようで決まるのです。

たとえ同じ出来事であっても、心の受け止め方しだいで嬉しいことと悲しいこと、まるっきり逆の気持ちになることがあります。

これは、こりずに反省しないのとは違います。

仮に失敗してもくよくよせず、なってしまったことは仕方がない。次にはもっとうまくやってみせるさ――それぐらいの気持ちの切り替えができる人が、最後には成功をつかむ人です。

私の好きな言葉に「小才は縁に逢って縁に気づかず、中才は縁に逢って縁を活かさず、大才は袖触れ合う多生の縁もこれを活かす」という、柳生家の家訓があります。生きていることに感謝し、人との縁に感謝し、人のためになる仕事ができることに感謝して、笑顔で毎日の生活を暮らしていれば、必ず幸せになれるでしょう。

「因縁を結ぶ」という言葉は、「原因」と「縁」が結びついて結果が出るという意味です。縁は誰でも必ず巡ってくるものですが、そのチャンスを活かすも殺すも、その人自身にかかっています。日頃の心がけが不足していたり、準備を怠ったりしていては、せっかく巡ってきた縁も、気づかずに見過ごしてしまうことになるでしょう。

一つひとつの出会いを大切にしていれば、次もまた素晴らしい出会いが訪れます。良縁は良縁を呼び、悪縁は悪縁を呼びます。数の多少ではなく、一つひとつの信頼の厚さ、関係の深さが重要なのです。

■豊かに生き、豊かに逝く

人は必ず死にます。

鎌倉時代の仏教書『歎異抄』に書かれている、「善人なをもて往生をとぐ、いはんや悪人をや」という、親鸞の有名な言葉は、誰もが平等に極楽往生できるという、当時の宗教としては革命的な思想を表現したものです。難行苦行をせずとも、ただ念仏を唱えて心安らかに成仏を願い、そのときを迎えればよい。善人であっても悪人であっても、死を前にしたとき人間はみな平等であると親鸞は説きました。

私が子供の頃、人は家で生まれて家で死ぬことが当たり前でした。

それがいつの間にか、お産は家で行われず、臨終も家で迎えることなく、どちらも病院がその場になってしまいました。

核家族化が進んで、その結果、身近であったはずの「死」を、忌み嫌うものとして、家から遠ざけただけでなく、生命の誕生する瞬間の喜びまでも、家庭で分かち合うことがなくなってしまいました。

悔いを残すことなく、天寿をまっとうしたい。

誰もがそれを願っているのではないでしょうか。病気で苦しみ、さらに治療の後遺症や薬の副作用に苦しみ、つらい思いをしながら死んでいくのは誰も望まないでしょう。「豊かに生き、豊かに逝く」ために必要なものは、やはり健康です。体だけでなく、脳も健康でなければなりません。

昔は、年をとって衰弱し、体が動かなくなったら、自宅で眠りながら、まるで樹木が枯れるかのように静かに息をひきとる人が多くいました。

実際、年老いて口から食べ物がとれない状態になれば、枯れ木のようにやせ細っていくしかありませんでした。そして、すべての人には、死に際して苦しみを軽減するための遺伝子が、あらかじめ組み込まれていたのです。

断食のくだりでもふれましたが、体験したことのないような負荷＝ストレスにあ

う と、脳はそれまでに稼働していなかったスイッチを入れます。私たち人間を含めた生物にとって、「死」はまさに未知の体験、最大のストレスです。

脳が健康な状態で死を迎えることができれば、特殊なホルモンがしっかり分泌され、幸福な気持ちで、安らかに死を迎えることができるのです。

ひょっとして、光り輝く仏様の来迎が脳内で映像として映し出されていたのかもしれません。そのような温かな光に包まれていたならば、心安らかに死を迎えることができたことでしょう。

これが、人間としての尊厳を最期まで守った美しい「命の終え方」であり、日本人本来の死生観であったように思います。

しかし現代社会では、心ならずも病に倒れ、病院で苦しい延命治療を受けた末、悲惨な状態で死んでいく人があまりにも多すぎます。

私の知人の母親が、長い闘病生活の果てに危篤状態になったときのことでした。

家族みんなが、もうこれ以上苦しませるのはかわいそうだから医師に延命処置を止めて欲しいと懇願しましたが、患者に息のあるうちはどんなことをしても延命させなければならないとする医師は、このささやかな願いさえも聞き入れようとはしませんでした。結果として遺族に残されたのは、大きな悲しみと後悔の念だけでした。ここには、人間の尊厳というものがまったく配慮されていません。

今の日本の終末医療には宗教的配慮もなく、死に対しての哲学も存在していません。

ある人から、末期ガンの患者が自分の臨終に際して、親しくしている僧侶の読経を聞きながら旅立ちたいと願ったところ、病院側に拒否されて、最期の願いも叶わずに寂しく死んだというエピソードを聞いたことがあります。

あらゆる手段を使ってとことん延命することが、病院としてベストの選択であると信じて疑わない医師たちにとって、死は忌むべきものでしかないのでしょうか。

最近の病院では、検査データやパソコンの画面ばかり見て、患者の顔を見ていない医師が増えてきました。昔の医師は現在に比べてローテクだったかもしれませんが、もっと患者の話を聞いて、体にふれ、症状の原因を探るための努力を惜しまなかった印象があります。これも、検査機器の性能に頼り、安易に薬を処方する現代医学の弊害の表れだと私は思います。

私たちがこれに対抗するためには、健康なままで自然死すること、病気で死なないように心がけることしかありません。日本の栄養学も医学も、まだまだ根本から変えていかなければならない多くの問題が山積しています。

バッハの『ヨハネ受難曲』には、死ぬことは苦しみではなく、最後の審判の日までの憩いのひとときであるという意味の言葉が歌われています。本来、自然な状態ならば、昇る朝日が美しいのと同じくらい、沈む夕日も美しいものです。その美しい夕日のように、安らかに死を迎えるためには、9人のマエストロを活用し、大いなる自然の仕組みにそった生活を行うことが重要です。「死」という人生最期のステージを迎えるにあたって、「今日は、死ぬのにいい日だ」「思えば、楽しい人生だったなあ」とつぶやきながら、穏やかに逝けるような人生を送りたいものです。

装幀　上田晃郷
ＤＴＰ　美創
協力　ケイ・ライターズクラブ

山田豊文（やまだ・とよふみ）
杏林予防医学研究所所長。米国公益法人ライフサイエンスアカデミー主宰。薬を用いずに、ビタミンやミネラル、ファイトケミカル、酵素、食物繊維など本来の食事学、解毒や断食といった自然な手段を用いて病気を予防し、健康状態を改善することこそが正しい予防医学であると同時に、全身60兆個の細胞が正しく機能するための環境づくりに絶対不可欠なポイントであるという独自の理論「細胞環境デザイン学」を確立。教育、医療、美容、スポーツなど、さまざまな分野でこの理論を展開し、各界の著名人からも支持を得ている。主な著書に、『細胞から元気になる食事』（新潮社）、『脳がよみがえる断食力』（青春出版社）、『病気がイヤなら「油」を変えなさい！』（河出書房新社）など。
【杏林予防医学研究所】http://www.kyorin-yobou.com/
【予防医学ニュース】http://kyorin-yobou.net/

食べない人は病気にならない
2011年7月10日　第1刷発行
2015年4月10日　第4刷発行

著　者　山田豊文
発行人　見城 徹
編集人　福島広司

GENTOSHA

発行所　株式会社 幻冬舎
〒151-0051　東京都渋谷区千駄ヶ谷4-9-7

電話　03(5411)6211(編集)
03(5411)6222(営業)
振替00120-8-767643
印刷・製本所：株式会社 光邦

検印廃止

ISBN978-4-344-02015-3　C0095
幻冬舎ホームページアドレス　http://www.gentosha.co.jp/

この本に関するご意見・ご感想をメールでお寄せいただく場合は、
comment@gentosha.co.jpまで。